U0551129

52種的走路方式

52 WAYS TO WALK

THE SURPRISING SCIENCE OF WALKING
FOR WELLNESS AND JOY, ONE WEEK AT A TIME

每週探索的自由，
一年為期的好好走路方案

ANNABEL STREETS
安娜貝爾・斯特里茲 ———著
林金源 ———譯

寫在書前

《五十二種走路的方式》是一本簡潔好用的指南，旨在幫助你獲得步行帶給身體、精神和情緒各方面的所有好處，並以最新的科學研究為後盾，激勵讀者培養出身心充實的步行人生。

我們自以為知道如何走路。畢竟，走路是我們最先學習到的技能之一。但許多人受限於自己的步行習慣，總是在相同的地方、相同的時間，以相同的方式和相同的人一起行走。《五十二種走路的方式》以發人深省且有證據支持的每週步行方案，鼓勵每個人改善自己的步行方式，同時也鼓勵他們尋找新的散步地點（許多就在自家門口不遠處）、新的步行夥伴（當我們和不同的夥伴一起行走，有助於讓大腦更能以多元的方式靈活運作）、在白天或夜裡嘗試不同的時段去走路，以及在走路時收獲新的技能。

這本書鼓舞我們出去走走，以科學為後盾，提供關於人類步行的有趣軼事，並佐以實用的操作訣竅，將激發、挑戰、支持和鼓勵每個人在實踐中對於步行這件事更具有想像力、熱情和動力。本書揭露了步行可能是那些極為健康、快樂、有創造力、睡眠品質良好的人——擁有最佳步姿和最敏銳記憶力的人——顯為人知的生活秘習。

看樣子，明智的步行方式幾乎能改善和強化我們的一切。事實證明，你確實可以一步一步走出更美好的人生。

獻給雨果

Contents
目錄

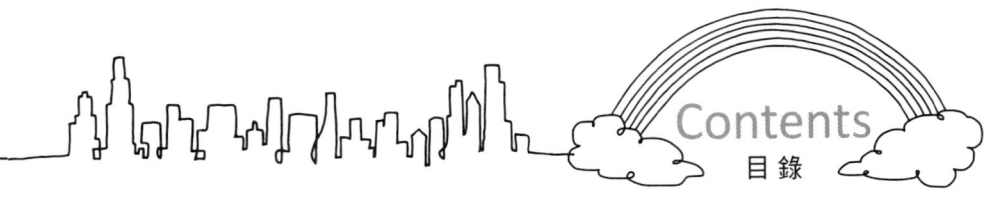

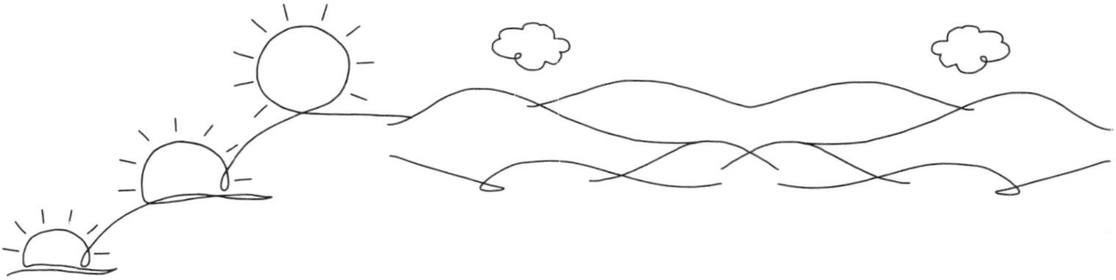

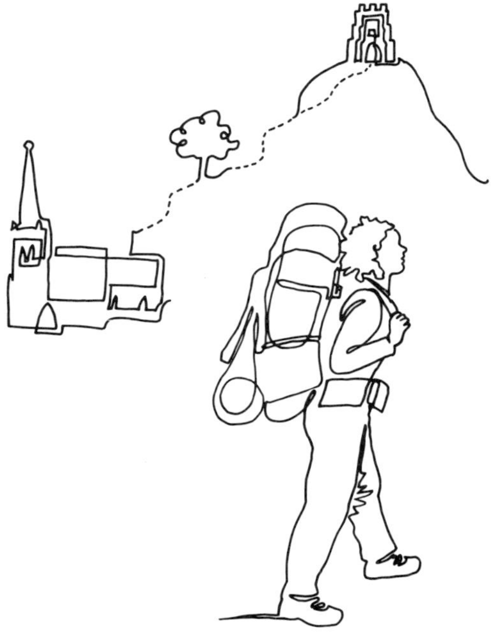

引言

二十三歲時，我手頭上正好有一些錢，於是去學會了開車，還買了一輛嘎嘎作響的小車。我喜歡我的車，經常開著它在城裡到處逛，純粹為了享受開車的刺激感。

你知道，我從小就沒有車。我父親從未擁有過汽車；他甚至從未學過開車。我的母親在四十多歲終於開始上駕訓課，接連七次考駕照失敗還引以為傲。我們住在名不見經傳的窮鄉僻壤，那裡的大眾交通運輸往好裡說是不可預測，說難聽點是根本不存在。如果我們缺了任何東西，就只能走路去採買，往往得走上好幾英里的路。這或許可以解釋，為何我那輛小飛雅特讓我樂不可支。

我的開車生涯與辦公室工作同時展開，最終伴隨而來的是身體（變得更豐滿、更軟弱、更疼痛、更僵硬和彎腰駝背）以及心理（焦慮、不安、不滿）的奇怪變化。大約同一時間，我發現了一個讓我嚇一大跳的事實。從布萊森（Bill Bryson）的《林中漫步》（*A Walk in the Woods*）中，我讀到：「美國人平均每週步行一點四英里。」

剎那間，我驚覺生活發生了天大的變化。因為我自己也好不到哪兒去，只要一有機會我就會跳上車。整個白天我都伏案工作，下班後便整晚癱坐沙發上。突然間，我深刻嚮往我那已然失去的生活，那裡曾經有過走路的簡單樂趣，無盡的步行冒險和呼嘯的狂風。我決定提升一下生活，為它重新注入氧氣。

我給自己立下規矩：**除非絕對必要，否則不開車**。我用走路來代替。接下來幾個月，我注意到以前開車前往的許多地方，離我家都近到不像話！我為何要開車去個只需步行二十分鐘就到的超市？如果要看個牙醫，頂多只需要漫步個十五分鐘？更可笑的是，我到底為何要開著車去健身房，以便能在跑步機上踏步，或踩著健身腳踏車？

我還注意到別的事：一有風吹雨打、天色昏暗、天氣炎熱、飢餓、無聊、缺乏同伴的跡象——我只列出眾多藉口的一小部分——我的小車就變成不可抗拒的誘惑。所以，我養了一隻狗並買了合適的雨天服裝，讓寒冷潮濕或天色昏暗不再成為我拒絕走路的藉口。

我漸漸喜歡上了夜間漫步、雨中步行、泥濘中行軍、飯後散步、週末時在刮風的山間健行，以及沿著地脈行走。步行似乎從未如此地令人著迷和動人心弦。

後來，因為久坐辦公桌而引發的背痛，我給自己制定了第二條規則：**儘可能將久坐的活動轉變為步行活動**。走路去上班，假日要步行，每週的採購要急行軍[1]，和朋友一起喝咖啡得成為漫步咖啡……結果卻收穫了一堆我自己曾經使用過的相同藉口。

我的同事們拒絕了我邀請他們參加的「雙足會面」：風太大／天太熱／天太冷／時間太早／時間太晚。（其中一些）朋友和（尤其是）家人也沒有什麼兩樣：地方太遠／地勢陡峭／地面泥濘／吃不消／無聊……特別是**無聊**。

有個問題開始困擾我：說來矛盾，如果所有這些藉口正好是**去走路**的好理由呢？那時我正定期研究和撰寫關於步行與健康的主題。有關運動和大自然的驚人力量——陽光、土壤、雪、寂靜、氣味——的研究不斷湧入我的信箱，證實了我最近的一些猜測。

於是，我展開了一系列步行實驗：在高海拔地區、森林，光著腳和倒退行走；在月光下漫步；跟隨著河流、朝聖之路、尋找碎形，或讓我自己的鼻子引領前行。我一邊走一邊跳舞、唱歌；沿路撿垃圾、走路去覓食、正念行走、強力步行、安靜地走路……步行再度成為我人生中的大冒險。但這次，科學可以解釋走路要怎麼走，以及為何要這麼走。

同時，步行可以改善健康的報告似乎無可爭議：經常步行幫助了無數人逆轉糖尿病、預防心臟病、抑制癌症、降低血壓、減輕體重、對抗憂鬱和焦慮。事實上，有研究得出結論：運動每年可預防將近四百萬人的過早死亡，[2]某些流行病學家認為這個數字還過於保守了，他們相信養成步行的習慣，每年能讓多達八百萬的人免於死亡。[3]而另一項研究[4]估算，運動可以預防三十五種慢性疾病的發生。

因為事實是這樣的：當我們活動時，體內會發生好幾百種複雜的變化。**短短十二分鐘**

的步行就會改變血液中五百二十二種代謝物，這些分子會影響心臟跳動、肺部呼吸和大腦神經元。當我們行走時，氧氣遍及全身，影響我們的重要器官、記憶力、創造力、心情和思考能力。

步行會使得數百塊肌肉、關節、骨骼和肌腱以複雜、輕鬆的順序移動，推送我們前進，但也觸發了多種分子通路，擴張心臟，強化肌肉，使動脈內壁變平滑，移轉血液中的糖分，並透過稱作「表觀遺傳修飾」的神奇機制改變或控制我們的基因表現。

步行不只增進我們自身的健康，也會增進後代子孫的健康。在生育年齡從事運動可以讓胎兒對疾病更有抵抗力；[5]此外，活躍的孕婦會在母乳中產生一種化合物，可以降低胎兒罹患糖尿病、心臟病和肥胖症的終生風險。[6]

再者，每當我們放棄汽車而選擇步行，都會減少空氣污染和噪音污染的負擔；同時還能防止更多土地變成混凝土停車場和城外購物中心。每當我們籲請政府和市議會創設步行路線和公園，以保護林地和濕地，就是在幫助每一個地球公民，在現在或未來建立一個更美好的世界。

行走於大自然中讓我們更接近土地，也更關心土地——從微小的昆蟲和地衣到雄偉的山脈和樹木。當我們關心某件事物，我們就會想保護它。如今，我們這個壯觀的世界極需保護。

那麼，我們的城鎮又如何？它們也值得我們去走一走。當我們用步行而不是開車去認識它們，它們也會變得更豐富——更乾淨、更歡樂、更安靜和更安全。

我們已經用開車將步行逐出了日常生活。然而，我們天生就是要走路的。不光是陽光明媚時穿著有襯墊的運動鞋，花幾分鐘時間跟隨 Google 導航，也可以在大雨和狂風中，上坡和下坡，不管冬天或夜晚，獨自一人或跟著一群人，漫步於森林或河畔，覓食和追逐氣味，甚至倒退走和光著腳走路。

是時候讓我們重新思考「走路」這件事了，從我們的分子記憶中將它找回來。走路並不無聊，也從來不是一件無聊的事。我們可能會用一成不變的方式走路：同樣的路線，一天中的相同時段，同樣的夥伴……其實，走路可以有千百種方式和千百種理由。無論我們在哪裡生活或工作，許多路線都可以直接從家門口出發，讓我們立即沉浸在野生動物、地理、地質、天文學、歷史、文化和建築的神奇糾纏中。

走路也不只是計算步數的活動或「運動」。的確，身心健康是走路樂見的副產品，但走路所帶來的樂趣，遠遠大於累積步數。我們不妨將之視為一種解鎖鄉鎮和城市的方法，藉由雙腳與大自然建立聯繫、和狗狗培養感情、促進朋友間的情誼、尋找信仰和自由、蔑視造成空氣污染的車輛、鍛鍊嗅覺，以及滿足我們對於星光和黑暗的渴望，幫助我們欣賞這個精緻複雜且美麗無比的世界。

我希望這本書能激發你重新發現走路的樂趣、神秘、驚奇和興奮。我也希望——透過書中的五十二種走路法——你會發現用雙腳行走的無窮樂趣和無盡回報。

最後，我真摯希望你能活到老走到老，一生享有豐盛的幸福和健康。

如何使用本書

本書的每一章都是用來嘗試新步行方式的機會，因此我將它們安排成以一年為期，每週一次。我設法讓章節與天氣條件互相匹配，或者有時與普遍認可的「事件」連結。更重要的是，我是根據一般人的情況和願望進行安排，很像自助早餐吧。我熱切希望你能在不同時間、天氣條件、路線和地點，去嘗試不同的步行，你會不斷發現意想不到、甚至具有啟發性的新奇事物。

步行是一種非常自發性的行為，是可以在任何時候按照心意去做的事，不需預先規劃或深謀遠慮。這當然是步行的一大樂趣——我們大可在心血來潮時走出家門——而且**說走就走**。

但矛盾的是，如果我們一開始先做點準備，更可能發生令人意想不到和大開眼界的事。如果我們有合適的裝備，並且知道如何置辦，那麼立馬出去享受一下潮濕的冬季散步，會變得更加容易。如果我們有擬定的路線、一輪滿月、合適的鞋子及朋友相伴，那麼月光下的漫步會更愉快。然而，如果我們沒有畫板也沒有鉛筆，那麼想出去素描幾乎是件不可能的事。

此外研究顯示，最堅定的徒步者比起那些只想出去散個步的人，更可能制定出步行計畫。因此，在你起心動念並衝出家門前，請先做好準備：這意味著檢查你的裝備和制定粗略的計畫。你可以藉由研究地圖、書籍、應用程式和網站，來尋找新路徑、朝聖路線、長距離的步道、附近的地脈、未經探索的小徑、誘人的目的地。記下你喜歡的內容與預計花費的時間（以每小時走三公里為度），包括交通、停車和餐飲選項。

書中的一些徒步行程需要裝備，例如夜間行走、山區健行和雨天漫步，在舒適的條件下進行會更加愉快。這意味著你需要正常就緒的合適裝備。

想要檢驗防水服裝（靴子、風衣和褲子）的品質，最好的辦法是穿著它們在蓮蓬頭下沖水試驗。如果會滲水，請使用優質的防水劑，將它們投入洗衣機中清洗。清理你的步行靴並做好防水處理，必要時更換鞋帶。

在城市裡步行，你需要一雙好穿的鞋。對我來說，這代表一雙方形寬鞋楦的運動鞋，有富於彈性的窄鞋底和零落差（zero-drop）的鞋跟設計——腳趾與腳跟可以位於同一水平。鞋子太小會妨礙血液流動，造成腳部麻木和腫脹，而鞋子太大則容易絆倒。所以要試穿一下，找到最適合你的鞋子。

如果你穿著一般運動鞋行走，務必檢查它們是否磨損。研究顯示，老化的運動鞋會影響身體姿勢和步姿，最終導致潛在的傷害。如果你擔心跌倒，請選擇輕量、沒有鞋帶的鞋子，並配有防滑橡膠外底，以提供額外的抓地力。無論在什麼條件下行走，要確保鞋子舒適好穿、透氣且防水（如果有需要的話）。

應付較長距離的健行，或在崎嶇的地形上跋涉，你需要一雙結實耐用（已經穿得合腳）的步行靴，具有堅固的鞋底和腳踝支撐。還有登山襪——快乾、透氣、防止起水泡（如果你容易起水泡）。我有夏季和冬季用的登山襪，是季末促銷時購買的。

如果你打算來個「一日健行」並想要隨時出發，請準備好一個小背包。我的包包裡裝著一些防磨腳貼帶和消毒紙巾、一包衛生紙和幾片止痛藥、一支水瓶、一個附有鉛筆和橡皮擦的小畫板、一個輕便的雙筒望遠鏡、防曬霜、Shewee 女用便攜尿斗和一包堅果。

將你的「散步工具包」（太陽眼鏡、防曬霜、帽子、手套、雨傘、風衣、大門鑰匙、便攜式咖啡杯、水瓶、驅蟲劑，以及任何你需要的東西）放在易於拿取的地方，以便準備隨時趕上陽光、月光，或一場暴風雨。

對於冬季遠足和風中漫步，保暖衣、手套、帽子和厚襪子必不可少，而保溫瓶則是額外的福利。長途步行時可以考慮使用一對伸縮式健走杖——尤其在下坡時——並確保你的背包舒適好揹。

為孩子提供他們自己的（小）背包，裡面裝有他們喜歡的零食，如此一來可以減少抱怨、揹負、勸說和哄誘。

如果你打算在萊姆病流行的地區行走，背包裡要帶上驅蟲劑。在離家不遠的郊區快步行走，可以將物品裝在口袋或腰包裡，以保持骨骼對齊、姿勢完美和手臂擺動。

準備好背包和釘在牆上的粗略計畫，你就可以出發了！不需查看路線地圖或公車時刻表，也不需找尋失蹤的風衣、水瓶或防磨腳貼帶。**打開本書，選擇某一週開始閱讀。**

Netflix 上沒什麼節目可看？翻到第四十二週，別管 Netflix 了，來一趟有益健康的飯後散步吧！有睡眠障礙？看看第五十週，了解如何透過步行來獲得深層的睡眠。惡劣天氣使你無法去健走？翻到第十二週，探索雨中漫步令人難以置信的好處。長時間盯著螢幕，導致眼睛乾澀疼痛？翻到第八週，一邊散步一邊領略全景視覺的奇蹟。走路太累了？看看第四周吧，我在那裡調查了關於緩步慢行的極大助益。你懂我意思……

那麼，還不趕緊動起來，出去走走吧！

第 *1* 週 冷天步行

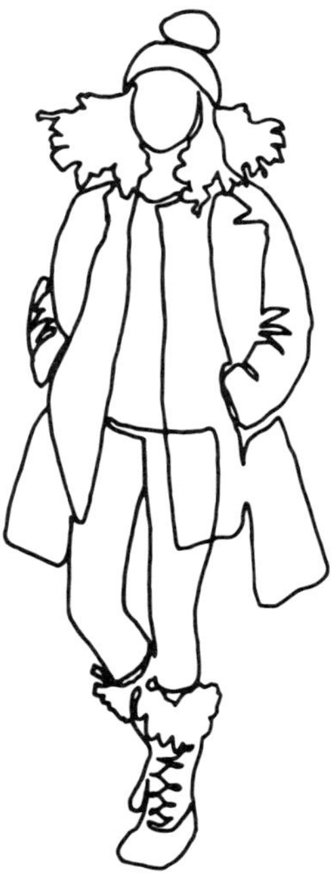

十八世紀的徒步者暨作家卡特（Elizabeth Carter）聲稱她最喜歡在「狂風暴雪中步行」。[1]卡特並沒有我們以為的那麼怪咖。多年以來，數以百計的徒步者表達了對漫步在深冬的冰雪中是如何樂此不疲。

在冒險家瑞特（Christiane Ritter）對北極圈生活的驚人記載中，[2]描述了攝氏零下三十五度的日常步行：「我每天散步，十次、二十次地繞行凍得硬如鋼鐵、不平坦的雪堆。」一九二四年，法國女探險家大衛—尼爾（Alexandra David-Néel，以透過古代冥想法使身體自行發熱而聞名）步行到拉薩城關區，無邊無際的雪和永恆無暇的潔白，讓她震驚到啞口無言。後來，在跋涉過好幾里深度及膝的雪地後，她說那裡是天堂。[3]

然而，對許多人而言，冬天是我們選擇**不步行**的時節；此時我們更偏好溫暖乾爽地待在家裡。大錯特錯！繼卡特之後，瑞特和大衛—尼爾擁抱寒冷，而科學家最終也解開了當我們處於適度的寒冷中，身體和大腦所發生的非凡變化。

當然，許多世紀以來，冰、雪和寒冷一直被用於治療：埃及手稿提到利用冷水來緩解發炎；英國僧侶將冰當作一種麻醉劑，而十九世紀英國醫師阿諾特（James Arnott）聲稱，利用鹽和碎冰可以減輕頭痛和癌性腫瘤的疼痛。[4]

時間回溯到西元二〇〇〇年的日本，最早暗示寒冷的複雜性的實驗之一。[5]研究人員將接受測試的女性徒行者分成兩組：一組穿著長裙，包覆住腿部的每一寸，另一組穿著迷你裙，從腳踝到大腿都裸露在外。這些受試者同意一整年穿著相同的裙子，定期接受腿部掃描。然而冬天結束時，核磁共振掃描顯示穿著迷你裙的受試者，雙腿依舊沒有變化。這不表示曝露於寒冷會使我們變胖，正好相反——就像以下科學家即將揭露的那樣。

以往人們認為只有冬眠的哺乳動物和嬰兒才擁有提供保護的棕色脂肪（brown fat）包覆層，儘管新近的研究推斷某些成年人（例如北歐地區的戶外工作者）也有皮下分泌的棕色脂肪部位。過了十年，美國研究人員[6]才發現，**棕色脂肪**——有時稱作「棕色脂肪組織」）——的驚人真相，這正是穿著迷你裙的日本受試者因處於寒冷而產生的脂肪。

儘管「棕色脂肪」聽起來不討喜，但它完全不含與過量白色或黃色脂肪有關的有害脂質。事實上，棕色脂肪比任何東西（包括肌肉組織）能更有效燃燒脂肪。這或許能解釋為何精瘦、好動的人往往比身材高大、更常久坐的人，具備了更多棕色脂肪。

但最引人注目的發現是，研究人員在分析棕色脂肪時，發現當中充滿了粒線體。粒線體是細胞內的微型工廠，可將我們所吃的食物和呼吸的氧氣轉化為稱作「三磷酸腺苷」的能量形式。三磷酸腺苷支撐著體內每個細胞過程。棕色脂肪的存在是為了讓我們維持溫暖和呼吸（活著），這說明了為什麼一陣冷意會刺激它變得活躍——促進新陳代謝、調節食慾、提升胰島素敏感度，以及防止細胞過早死亡。

棕色脂肪透過產生 batokine 這種內分泌效應物來達成作用，該分子以多種方式保護身體。舉例來說，batokine 似乎可以刺激卵泡抑素的產生，卵泡抑素是一種能強化肌肉的蛋白質。它還能增加稱作 IGF-1 的化合物的數量，這種化合物會促進所有細胞的生長，（直截了當地）意味著我們的身體能更好地自我修復，並說明了為何二〇二一年的研究發現，棕色脂肪儲量充足的人，比較不易罹患高血壓、鬱血性心臟衰竭和冠狀動脈疾病[7]。

在冷天裡快走，不僅可以維護細胞健康，還能讓我們保持身材苗條、肌肉發達，並使大腦處於良好的工作狀態。研究顯示，我們的思路在冷天時比熱天更加清晰。我們的大腦依靠葡萄糖運作，葡萄糖濃度低，大腦就會變得遲鈍。氣溫下降時，我們所使用的葡萄糖多於氣溫上升的時候，這解釋了某些人在炎熱氣候下感到昏昏欲睡，但冷天裡卻異常警醒的原因。

史丹佛大學（Stanford University）二〇一七年的研究發現，人們在低溫環境下的思考，比起高溫環境下來得果斷、冷靜和理性，這與二〇一二年的研究[8]結果一致：溫暖的天氣不僅有損人們做出複雜決策的能力，還使人比較不願意遵行先前的決策。

我們不需要真的感受寒冷，就能體驗到明顯增強的認知能力：光是看著「冷的」圖像，就能讓大腦更加嚴謹地運作。以色列研究人員進行了一系列認知測試。測試中穿插著冬季、夏季或中性風景的背景圖像，而受試者從餘光中瞥見冬季圖像時，獲得了最高的分數。[9]

適度的寒冷也有益於心理健康。一項對波蘭學生所做的研究發現，在樹葉落盡的寒林裡待上十五分鐘，會產生神清氣爽和恢復活力的顯著效果，這表示即便在蕭條的冬天，大自然依舊能讓我們如同在綠意盎然的春天中那樣感到青春煥發。[10]

最後，一絲寒冷似乎可以減少壓力感。盧森堡大學（University of Luxembourg）二〇一八年的報告[11]發現，反覆對受試者的頸部進行冷敷，會活化副交感（鎮靜）神經，減緩和穩定心率——進一步證明適度的寒冷比我們以為的更具鎮靜效果。

這絕非告訴我們得故意讓自己承受寒冷和痛苦，而說明我們應該歡迎寒冷的月份，欣然視之為令人興高采烈的散步時間，屆時周遭的景觀將幡然改變：有誰不喜歡透過那如雕塑般的樹木枝幹，看到新的景色？或者由線條和形狀所構成的單色幾何圖形？鳥兒也更容易被看見。我們的大腦變得敏銳、更有警覺性，而且，對我們有益的棕色脂肪在寒冷的刺激之下，也能發揮作用。

最重要的是，我們可以訓練耐力：在較低的溫度下，心臟不必那麼辛苦地工作，出汗也較少，意味著身體的運作效能更高了。[12]

操作技巧

- 究竟要多冷才行？不必特別冷……根據荷蘭生理學家暨棕色脂肪研究者利奇坦貝特（Wouter van Marken Lichtenbelt）的說法，棕色脂肪暴露在攝氏十六左右的適度寒冷中，就會被活化。[13]
- 應該走多久？可以的話，越久越好。但研究發現：暴露在適度的寒冷中兩個小時，就能促使（壞的）白色脂肪（特別是腹部和大腿部位）轉變成（有益的）棕色脂肪。
- 討厭寒冷嗎？許多研究顯示，越常暴露於寒冷中，身體越不會怕冷和感到不適——這個過程稱為「習慣化」。記得要保暖和逐漸增加步行距離。
- 擔心冷空氣加重過敏和氣喘？越來越多證據表明，冬季運動可能會引起相反的作用，從而減少呼吸道過敏性炎症，並改善許多的成人呼吸道症狀。[14]

■ 採取洋蔥式穿衣法，這樣你就不會過熱或過冷。手、腳和頭部往往最先變涼，因為血液會流向身體的重要器官以保持其溫暖：戴上羊毛襯裡的手套、厚襪子和帽子。如果感覺足夠暖和，不妨露出前臂接受日照以獲取維生素D，並露出頸部來活化棕色脂肪（根據哈佛醫學院教授卡恩〔Ronald Kahn〕的說法，棕色脂肪通常位於頸部和鎖骨皮膚之下）。[15]

■ 帶上一瓶熱飲。冷天裡，我們經常不知不覺地脫水。

■ 一瓶咖啡有助於活化棕色脂肪：咖啡因如同運動和寒冷的天氣，被認為可以刺激棕色脂肪的產生。

■ 在厚厚的積雪裡行走可能會讓人筋疲力盡，因此可以考慮穿雪鞋——這是雪中長距離步行的絕佳方式。

■ 擔心在冰上滑倒？請確保你的鞋子具有最佳的抓地力／牽引力。走在台階上和下坡時要緩慢地側身行走。使用健走杖。雙臂能幫助我們保持平衡，而雙手可以防止我們摔倒，所以別將戴著手套的手放在口袋裡。

■ 寒冷不是萬靈藥，而且體溫過低會要命。因此請穿上合適的衣服和鞋子，並儘可能精力充沛地步行（參看〈第二週：改善步姿〉）。

第2週 改善步姿

仰慕法國哲學家西蒙・波娃（Simone de Beauvoir）的一個小伙子曾對她說，他喜歡她走路的樣子，這是她永遠忘不了的恭維。我們走路的方式——步姿——提供了一個窗口，讓我們了解自己是個什麼樣的人，以及自己的狀態。

加拿大研究人員從對五百名步行者姿態的觀察，辨識出哪些人患有早期的認知障礙（準確率高達百分之七十），這也反映了先前的研究結果，說明一個人在四十五歲時呈現的步姿，可以預測他未來罹患阿茲海默症的機率。研究行動能力與認知能力下降的關聯的專家蒙特羅─奧達索（Manuel Montero-Odasso）解釋，光憑觀察一個人的步姿，「就可以幫助診斷出不同類型的神經退化性疾病」。[1]換句話說，走路的樣子能反映出大腦功能的好壞，預示我們未來的境況。

科學家尚且不知道大腦的變化是否會影響步姿，或者步姿的變化是否會影響大腦。但是無論如何，我們都需要注意走路的方式。然而，有多少人這樣做？將一隻腳置於另一隻腳前面，推動自己前進，是最簡單、最自然的動作——我們在學步時期就掌握了這個動作。但是，這也是一種複雜到難以想像的行為，涉及了平衡、協調、力量和許多神經元的放電。行走時，我們幾乎動用到身上的每一塊肌肉和骨骼，它們全都以一連串非凡的動作同步運作，這是任何機器都無法複製模仿的。

現代人經常待在室內操作筆記型電腦的生活方式，讓我們更難像人類先祖一樣輕鬆有效率、姿態優雅地行走。由於雙腳擠在時髦的鞋子裡、白天俯身盯著筆記型電腦，加上夜裡癱倒在沙發上，我們的身體已經失去了許多力量、平衡感和柔軟度。同時，我們的雙腳傾斜，搖搖晃晃吃力地行走，當中的一百五十九塊骨頭、肌肉和關節甚少被使用。

這很重要嗎？是的，可以這麼說。不良的步姿會損及我們的移動方式，這意味著我們無法體驗平穩、流暢的步伐所帶來的充分自由（和快樂），也享受不到步行的全部生理益處。運動科學家霍爾（Joanna Hall）認為，我們目前的生活方式不利於我們的行走方式：久坐使我們的髖屈肌縮短和緊繃，還促成胃下垂；蹲伏於書桌和筆記型電腦前，迫使頸部和頭部不自然地向前突出，造成脊椎僵硬並侷限住背部肌肉。此外，長期的前傾已經弱化了控制脊椎彎曲的小塊姿勢型肌肉（postural muscles），導致下背部疼痛。

同時，穿著有問題的鞋子行走，會使得腳趾痙攣，足部肌肉僵硬，造成我們用遽然沉重的腳步著地（霍爾稱之為「被動足部著地」），而不是用有彈性的足底（主動足部著地）慢慢接觸地面。如果不以伸展足部的方式著地，可能有造成骨盆錯位的風險。「我們需要學習如何在正確的時間以正確的方式使用正確的肌肉。」她一面告訴我，一面調整我的走路姿態。

過去二十五年來，霍爾一直在幫助人們按照一種順應身體的方式行走[2]，她建議我們重新學習如何行走，以避免受傷和關節扭傷，並且讓我們能加快步行的速度和延長步行的時間。

倫敦南岸大學（South Bank University）的研究發現，持續一個月進行全套完整動作的步行，就可以加快習慣的步行速度，並且改善骨骼排列。[3]霍爾的建議包括：

- 使用雙腿後部的肌肉，從後腳起步。
- 依序從足跟到腳趾使足部離地，用所有的腳趾推進。
- 抬起肋骨和下脊柱以活化腹部肌肉，為身體核心創造空間。
- 延展和伸直頸部，如此能讓脊椎在行走時自由活動，同時消除長時間俯身於電腦前所帶來的僵硬。
- 靠肩膀自由地擺動雙臂，用肘部推動身體向前——不是以二十世紀八〇年代強力徒步者的方式，而是讓雙臂更像一對滑溜連接的鐘擺。雙手應該放鬆，而非緊握成拳。

哈佛醫學院的醫生建議，當你需查看地面時，要看著前方十至二十英尺處，並用目光低視，而非低下頭（挺直的頭部可以降低頸部疼痛的機率）。他們還建議，稍稍轉動臀部：「輕微轉動軀體，可以增加步幅的力道」，並注意不要過度拉大步幅，「要專注於走較短的步幅、但更多的步數」。[4]

當然，你可以按照自己的方式行走，不做任何調整。但正確的步姿可以降低關節和脊椎僵硬的機率。哈佛醫學院贊同此說法，並表示，根深蒂固的不良步行習慣其實可以輕易的被扭轉，只需稍加努力，你就能避免受傷，也讓步行變得更愉悅。

正確的步姿意味著我們可以走得更快——如果我們願意的話。所有步行都是好的——在某些情況下，慢步更好（參看〈第四週：只需慢走一回〉和〈第四十二週：飯後散步〉）——但有研究顯示，每小時約四英里（每小時六至七公里或每分鐘一百至一百三十步）的快走，能帶來額外的好處。

二〇一九年的研究[5]發現，快速健行者比慢速健行者更加的長壽，也就是說，更快的步伐意味著較低的（負面）健康風險。要有意識的快速行走，就代表我們走路上學、上班或購物，都可成為一種日常運動。

改善步姿也表示我們可以更持久地走路。較長時間的步行，特別有助於減少體脂肪和提振心情。[6]一旦我們能不太費力地長時間步行，走路的機會就跟著增加了。我們可以長程徒步（參看〈第三十六週：揹著背包走〉），徒步朝聖（參看〈第四十週：像朝聖者一樣行走〉），沿著河流從源頭走到出海口（參看〈第十七週：跟著河流走〉），或只是按以往開車的路線步行。

但重新學習走路，還有另一個理由。當我們運用身體天生的彈性和優雅，協調地移動，也會讓我們感到快樂和自信。彷彿四肢新發現的輕盈感悄悄滲入了內心，將我們從日常憂慮和束縛中解放了出來。

操作技巧

- 回想你的步行方式，做出調整，並實踐上述建議。你應該會感覺身體更輕盈、挺直，步伐也稍微變快了。
- 請朋友檢查你的步姿、姿勢和協調性，或錄製走路的影片，自行評估。
- 別忘了，鞋子會影響步姿。務必選購舒服、合腳且適合你的步行用低跟鞋。
- 包包也會影響步態。選擇適用的背包或腰包。
- 健走杖可以幫助改善姿勢和步姿。嘗試使用一對可以依據你的身高來調整的登山杖。
- 如果你需要步姿方面的協助，請洽詢步行教練或線上教學。

第3週 散步、微笑、打招呼、重覆

二○○五年，英國心理學家阿納爾博士（Cliff Arnall）宣布，一月第三週的星期一，是一年中最悲傷的一天。他聲稱惡劣的天氣、漆黑的夜晚、未能實現的新年願望，加上聖誕節後的債務，最終導致集體普遍抑鬱的一天：「憂鬱星期一」。

阿納爾敦促我們要提前考慮休假時間，而我認為在自家附近散個步會更有效。步行讓我們有機會與其他人相遇。用微笑跟別人打招呼——鄰居或陌生人——可以改善身心感受，確保我們回家時心情愉快而非煩躁不安，和藹可親而非生氣抱怨。

我們不需要開口說話——一個微笑就夠了。多年來，心理學家推測微笑這個簡單的行

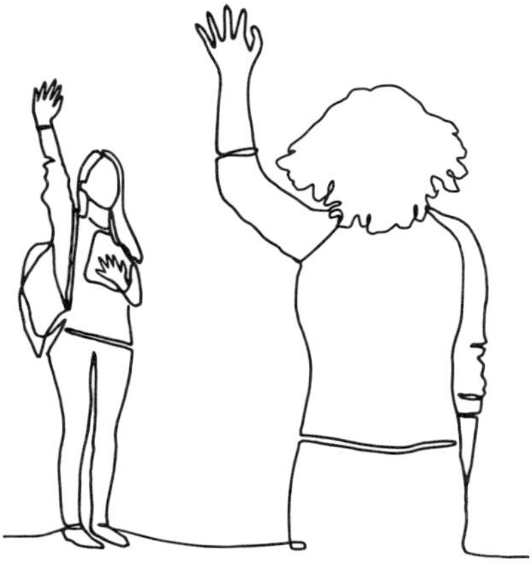

為能改變我們的情緒，儘管他們不確定這是怎麼回事，或者為何如此。他們用「弄假成真」這句話提醒我們，即使是裝出來的微笑，也能提升幸福感。

南澳大學（University of South Australia）二〇二〇年的研究[1]證實，簡單的微笑（無論多麼勉強）能欺騙大腦，讓大腦感覺樂觀。受試者被要求用牙齒咬住一支筆，並推擠臉部肌肉，做出微笑的樣子。顯然當我們用力練習微笑時，大腦會受到刺激而釋放出能讓我們感覺振奮的神經傳導物質——這正是受試者身上發生的事。受試者回應說，不僅感覺更快樂，而且覺察到周遭的事物——包括其他人——也同樣更加怡人。強擠出來的微笑有效改變了他們看待世界的角度。

我不喜歡將這個練習想成佯裝或強迫微笑，而是「激發」微笑。當我們激發微笑，就會產生提振心情的神經反應，讓一切事情看似不那麼的陰鬱不祥。雖然被激發出來的微笑一開始感覺有點矯揉造作，但用不了多久，你會感到十分自然。

對路人相互報以微笑，是將被激發的微笑轉變為真誠微笑的最快方法之一，而人與人之間的交流有助於進一步提振心情。心理學家韋塞爾曼（Eric Wesselmann）[2]發現，這些短暫的連結時刻非常重要，可以幫助我們產生歸屬感。在這個研究中，得到他人認可（微笑、點頭，甚至眼神交流）的受試者，比起那些被忽視的受試者，感覺更有自尊。還有研究發現，收到問候的人會更願意對別人微笑和打招呼，這是一種骨牌效應，可以幫助所有人充滿活力和希望地展開新的一天。

微笑（如果必要，用牙齒叼著鉛筆走路）並非擺脫牢騷或潛伏的陰鬱情緒的唯一方法。有研究發現，調整身體姿勢或採取新姿勢的受試者，會變得更有自信或更堅定。俄亥俄州立大學二〇〇九年做了實驗[3]：當人們改善姿勢，他們更傾向於相信自己，而舊金山州立大學二〇一八年的研究則說明，姿勢挺拔的學生在數學考試中，比垂頭喪氣的學生得到更好的成績。[4]

散步、打招呼和微笑不只能提振心情。正如作家馬爾奇克（Antonia Malchik）在著作《行走的生活》（*A Walking Life*）中所解釋的：散步時留意到他人並積極打招呼，向來是人類建立起社會資本的方式之一。步行時與人交流，是成功將社群編織在一起、極具黏著力的線縷之一。接二連三的研究[5]都顯示社群與我們的幸福習習相關——無論是憂鬱星期一或其他日子。

操作技巧

■ 永遠將你的個人安全擺在第一位。只有在確保不會被誤解的情況下，才向陌生人打招呼或微笑。清晨遛狗的人是出了名的友善（而且通常很安全）。

■ 只要你覺得舒服，不妨揚起嘴角，走出家門，對路人報以大大的微笑——然後遠離暴躁、懷疑、失望、挫敗……

■ 第二週「改善步姿」中的步行技巧，將給予你對人微笑和打招呼的信心。雙肩向後，挺直身體，抬起下巴，擺動手臂——當我們這麼做，身體會以相同的方式耍詐，並激發大腦釋放提振心情的神經傳導物質。

第 *4* 週 只需慢慢走一回

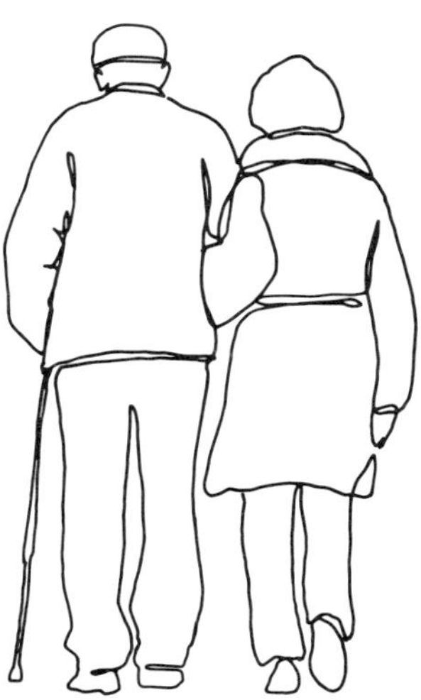

兩年前我的腳部骨折，在當地醫院做了X光檢查後，我被吩咐要抬高腿、枯坐家中。我買了一堆書，在沙發上待了好幾個星期。幾天後，骨科顧問醫師打電話給我，想知道我的行走進展如何。「走路？」我對著電話結結巴巴：「我沒辦法走路！」她平靜且堅定地要我站起來，穿上矯正鞋，開始走路。「只需要慢慢走一回……」她說，並告訴我可以使用拐杖或手杖、時常休息，並按照自己的意願緩慢移動。但我得真的去走路，這沒得商量！「把它視為一種享受。」她補充，「**我們有多少機會允許自己慢慢走？**」

儘管快走是最受讚許、有益整體健康的步行方式，但慢走往往有同樣的成效。近來研究顯示，每天緩步慢行——即便有充分的休息——也能產生極大的長期影響，而且不限於骨折的人。

美國研究人員發現，母親活躍的幼鼠比那些母親不愛動的幼鼠，在長大後更加健康，他們於是決定在人類身上複製該實驗。他們使用活動追蹤器追蹤了一百五十名懷孕期和初為人母的女性。定期的母乳檢測顯示，母親行走的步數越多，所產生的寡糖3'–唾液酸乳糖（3'-SL）化合物就越多。一般認為食用富含寡糖3'–唾液酸乳糖的乳汁，可以降低嬰兒終生罹患糖尿病、心臟病和肥胖的機率。另外有報告表明，大量的寡糖3'–唾液酸乳糖還可提升嬰兒將來的學習能力、專注力和記憶力。[1]每天緩慢的行走，足以觸發母乳中的寡糖3'–唾液酸乳糖的生成。[2]

研究顯示，對於比較不良於行的年長者而言，他們不該收起健走鞋，反而要適應和改變步行的技巧。某項研究針對三萬六千名四十歲以上的成年人進行了將近六年的追蹤，科學家團隊記錄下每個人的運動量、運動類型和頻率，結果顯示，任何程度的活動，無論強度高低，都與「明顯降低死亡風險」有關聯。[3]所需要的，就只是每天慢走一回。

運動科學家認為毅力極為重要，而且幾乎任何人都可以緩步慢行——無論你是懷胎多月的孕婦、九十幾歲的老人，或者受傷復原中。關鍵在於改變你的步行方式。芬蘭研究人員發現，那些使用手杖、步伐較慢和經常沿路休息、但持續長距離步行的老年人，比不再走路的老年人更加的獨立，心理和身體方面也更加健康；至於不再走路的老年人，往往認為走路對他們來說已經變得太費力或困難。

我們知道只要坐上一個小時，就會使經由腿部流向心臟的血液減少達百分之五十，從而影響膽固醇水平，並危及心臟和代謝健康。然而美國研究表示，每小時慢走五分鐘就可以逆轉這種損害：研究人員要求一組男性以兩英里時速、每小時移動五分鐘，發現他們的久坐不再對他們的心臟健康造成損害。研究團隊總結：「輕度的體力活動會有幫助。」[4]

荷蘭馬斯垂克大學（Maastricht University）的研究團隊在對十八名學生進行實驗時發現了類似的結果。步行時間最長但速度慢的學生，膽固醇和三酸甘油酯都明顯低於那些狂踩自行車一個小時、然後在桌子前度過一天剩餘時間的學生；而且，前者的胰島素水平也比較健康。薩維爾伯格（Hans Savelberg）教授推測，緩慢的長距離步行，可能比高強度的短距離跑步來得更好，並補充說，**最重要的是減少坐著的時間**。[5]

有研究顯示，如果我們體重超重，緩慢的長距離步行可能對我們更有益處，因為那會燃燒掉更多卡路里，並減少對關節的壓力——以兩英里的時速悠閒行走，比起三、四英里時速的快走，更能大幅減少膝關節的負荷高達百分之二十五。[6]

根據哈佛醫學院菲利浦斯博士（Edward Phillips）的說法，一項針對中年人的研究發現，每天悠閒地走上八千步，意味著「生死攸關的巨大差異」。[7]簡言之，**距離**——無論速度快慢和休息次數——**比強度更重要**。

當然，安靜、從容的溫和散步更有利於許多事情，從迸發新點子到飯後消化（參看〈第四十二週：飯後散步〉）。這可能是因為慢走讓我們得以有節奏的呼吸——以正常呼吸頻率的一半（約每分鐘呼吸七次）從橫膈膜進行緩慢的深呼吸。

有節奏的呼吸不僅可以讓人平靜下來，而且可以降低心率和血壓。神經放射學家勒布蘭（Suzanne LeBlang）[8]長年研究有節奏的呼吸，[9]認為它會刺激迷走神經，[10]從而減少大腦中的壓力化學物質，放鬆和擴張靜脈和動脈壁的肌肉細胞，使血流更順暢。

操作技巧

- 如果你以「慢步行走」做為復健計畫的一部分，務必先諮詢你的醫師，並選擇平坦好走的路面。
- 避開空氣污染地區和繁忙的道路，尤其在交通阻滯的情況下。污染與名目越來越多的各種疾病有關，從阿茲海默症和帕金森氏症到氣喘和 Covid-19 導致的死亡。隨著研究的深入，還會有更多疾病列入清單。[11]
- 行走在綠地中：一項針對兩萬人的研究發現，每週在綠地上散步兩個小時的人，無論一次或多次，身心都會更健康。而相對的，每週散步少於兩個小時，則沒有多少好處。[12]

■不要小看放慢的步伐和縮短的距離，請記住澳洲旅遊作家兼知名徒步者薇薇安（Clara Vyvyan）的名言：「走兩英里路，可以像走二十英里一樣豐富和有益。」[13]

第5週 走路時的呼吸

十八世紀德國哲學家康德以每天下午五點準時出門散步而聞名。他非常注重規律，以至柯尼斯堡鎮（Königsberg）的居民經常在他路過自家門口時，順便調校家裡的時鐘。但康德不只在意守時，他還沉迷於健康概念，對自己的呼吸著迷不已。

事實上，康德發展出一種只透過鼻子呼吸的技巧——比科學家認識到用鼻子呼吸對健康的影響早了兩百五十年。他堅持只用鼻子呼吸，因此在步行時拒絕與人同行，因為交談可能讓他無意中得靠嘴巴吸氣。康德差一點兒就活到八十歲生日，這在一八〇四年可謂驚人的耄齡。

用鼻子呼吸往往讓人感到深度放鬆，但科學家相信，這麼做的生理好處，遠遠不止於帶來平靜感。散步是鍛鍊呼吸的絕佳時機，因此去散個步吧——用鼻子呼吸。

當我們透過鼻子吸氣，會發生一系列複雜的過程，目的在過濾掉空氣中的病原體、

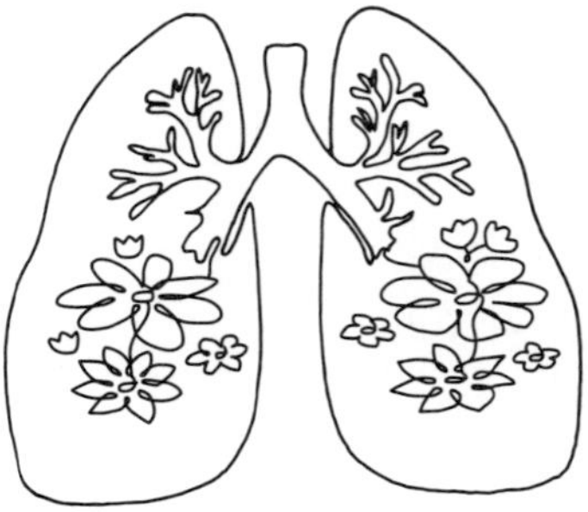

過敏原和其他有害物質。同時，我們的鼻腔會產生一氧化氮，藉以增加流經肺部的血流量，從而擴大血液的含氧量。當我們用嘴巴吸氣，我們不僅繞過了鼻子提供的非凡過濾系統，還剝奪掉透過鼻子呼吸時細胞所能獲得的額外氧氣，因為嘴巴無法製造一氧化氮。一氧化氮從鼻子直接進入肺部，根據藥理學的說法，它可以阻止在肺部複製的病毒性呼吸道感染（例如冠狀病毒），並促進氧氣和血液在全身流動。

一氧化氮是一種非凡分子，由動脈和靜脈壁的細胞（稱作「內皮細胞」）不斷產生。僅僅三十五年前，當科學家發現一氧化氮能夠擴張血管功能，它就在人類的體內被發現了。一氧化氮有助於預防高血壓和血栓，以及將血液輸送到重要組織和器官；它也在保持免疫力、維護神經系統和減緩細胞老化中發揮了作用。

事實上，一氧化氮的功能不彰，與帕金森氏症和阿茲海默症有關。而說到老化，一氧化氮在幫助細胞存活更長時間的這方面，扮演了特殊的角色。[1]截至目前為止，我們才剛開始了解一氧化氮的複雜機制。

二〇〇二至〇四年的 SARS 爆發及新冠疫情期間，研究人員推測一氧化氮可能阻止了某些病毒在肺部的傳播。他們的推測是正確的：研究顯示，肺炎患者若吸入一氧化氮，更容易順利康復。

另一項研究發現，用嘴巴呼吸的人，呼吸道中的一氧化氮含量較低，更容易罹患心臟病、疲勞、發炎、頭痛、壓力大、口臭和蛀牙。研究人員想知道用鼻子呼吸所產生的額外一氧化氮是否能減少體內的病毒量，使免疫系統有更好的反擊機會。[2]透過鼻子呼吸，一氧化氮會直接輸入肺部，這似乎有助於抵抗微生物和病毒的攻擊。

伊格納羅（Louis Ignarro）教授在一九九八年因為發現了一氧化氮的作用而獲頒諾貝爾獎。他表示，我們需要「適當地呼吸，以便將最大量的一氧化氮吸入肺部」[3]，透過鼻子吸氣，以不斷產生一氧化氮。用鼻子呼吸似乎還能改善整體健康：[4]透過鼻子吸氣，呼吸的速度會變慢，從而為氧氣進入血液創造了額外的時間，有助於活化能夠促進身體恢復的神經系統部位。

作家奈斯特（James Nestor）在《3.3秒的呼吸奧祕》（*Breath: The New Science of a Lost Art*，繁體中文版由大塊出版，二〇二一年）一書中闡述「用鼻子呼吸」的功效，認為它可以降低血壓、助眠、促進消化、強健骨骼，甚至改善大腦功能。奈斯特在運動時親身進行口呼吸與鼻呼吸的實驗，發現用鼻子呼吸可以提升耐力和減少疲勞，而用嘴巴呼吸則導致精疲力竭、噁心和口臭。[5]

當你走路時，要闔著嘴巴，放鬆下巴、舌頭和臉部，並透過鼻子緩緩吸氣，然後用嘴巴或鼻子吐氣。隨著步伐加快，你會發現這麼做更具挑戰性。但請保持專注，因為你可能因此更不容易感冒、更有活力和更平靜。

根據奈斯特的說法，正確呼吸賦予我們最佳的健康狀態——持續五點五秒緩慢地深吸一口氣，然後持續相同時間的吐氣——就數學角度而言，每分鐘呼吸五點五次，是理想的次數。

操作技巧

- 想要進一步用鼻子呼吸嗎？試著在走路時哼哼唱唱。研究[6]發現，哼唱會使振盪的氣流進入鼻腔，產生大量的一氧化氮。事實上，哼唱時所產生的一氧化氮是平常呼吸時的十五倍。
- 確保你的姿勢完美：伸長脖子、撐開胸膛和肩膀有助於更順暢的呼吸。
- 帶上衛生紙：冷天裡用鼻子呼吸，可能讓人流鼻涕。
- 用鼻子呼吸還能讓我們充分感受氣味和嗅覺的影響（參看〈第十一週：城市氣味漫步〉和〈第三十九週：邊走邊聞〉）。
- 最後，用鼻子呼吸，是我所知道關於長距離徒步上坡的最重要技巧（參看〈第三十五週：游牧民族走法〉）。

第6週 泥濘中散步

泥濘和濕透的泥土時常阻止我們去散步。由於擔心滑倒、怕冷或弄濕雙腳，我們會避免走泥濘小道，而偏好柏油馬路。但我們不該將翻過土的開闊地當作不去走路的理由，相反的——應該讓它成為讓我們走出家門的理由。刻意選擇濕漉漉的小徑而非柏油路，並在走路時深呼吸。

自從青黴素從土壤真菌中被培育出來，科學家一直在研究土壤的健康和治療特性。二〇一五年，美國東北大學（Northeastern University）的研究從土壤中培養出一種抗生素，經測試可殺死葡萄球菌和結核病的抗藥性菌株。[1] 隨後研究人員分析了一種名為「母牛分枝桿菌」的土壤微生物，這種微生物在老鼠大腦中會產生讓人感覺良好的激素血清素，從而起到抗抑鬱的作用。

美國紐約州特洛伊的羅素塞奇學院（Russell Sage College）進行的研究顯示，用花生

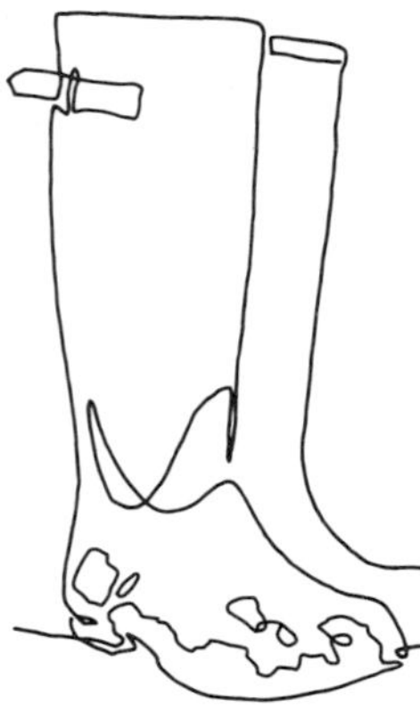

醬三明治餵以母牛分枝桿菌的老鼠比較不焦慮，學習新事物的效能更高，而且以更快速度和更強的競爭力通過迷宮。正如《新科學人》（*New Scientist*）雜誌的報導：服用母牛分枝桿菌的老鼠穿越迷宮的速度，是其他老鼠的兩倍，且只有半數老鼠表現出焦慮行為。[2]

這種土壤細菌可以提振心情的作用，是倫敦的腫瘤學家歐布萊恩（Mary O' Brien）教授偶然發現的。她利用該細菌製造了一種血清提供給肺癌患者，希望強化他們的免疫系統。[3]她發現，接受了這種細菌治療的患者感覺更快樂，也比較不疼痛，甚至精力更加充沛，頭腦也更清晰。

布里斯托爾大學（Bristol University）的研究計畫為老鼠注射這種細菌，驗證了歐布萊恩教授的結論：它會促使老鼠的大腦產生血清素。實驗顯示，注射了母牛分枝桿菌的老鼠比沒有注射該細菌的老鼠更平靜。

園丁們反應熱烈。他們向來知道和土壤打交道能有效提振心情。但更重要的是，由土壤所產生的血清素不僅可以減輕焦慮，還有助於集中注意力：「在戶外接觸到這些生物，肯定是件好事。」他們寫道：「在與母牛分枝桿菌共處的戶外時間，能夠減輕焦慮，並提升學習新任務的能力。」[4]

碰觸泥巴和土壤也對腸道有益。澳洲研究實驗發現，相較於接觸貧瘠土壤或無土壤的對照組，暴露於優質土壤的老鼠，牠們腸道中的微生物群更加的多樣化。重要的是，「優質土壤」老鼠的微生物群含有豐富的「丁酸鹽」。製造丁酸鹽的微生物正是目前最被深入研究、最有益的微生物，專家積極了解它的抗癌和抗發炎特性。土壤（特別是森林地面的土壤）會產生一種細菌[5]，一旦攝取就會在腸道中製造丁酸鹽，這顯示當我們接觸到具有生物多樣性的土壤，對腸道和心理健康都有好處。[6]

碰觸泥巴和土壤——特別是農地——可能有助於降低氣喘風險。專攻過敏學的英國醫師考克斯博士（Helen Cox）發表於《新英格蘭醫學期刊》（*New England Journal of Medicine*）的研究中，將在農場長大的兒童哮喘發病率較低，與他們生活環境中的細菌多樣性連結起來。[7]

同時，一種名為「土臭素」的物質源自潮濕土壤中的細菌，能夠讓人感到平靜。人類對這種濃烈氣味非常敏感，能覺察到濃度相當於在游泳池中注入七滴土臭素的氣味。演化心理學家認為，我們發現土臭素的氣味令人平靜和安心，是因為它提醒了我們的遠祖關於水和肥沃土壤的存在。可以說，土臭素是一種「生存的氣味」。

證據十分明確：我們不僅應該享受在泥地漫步的機會，還應該不時將雙手插進土壤裡，讓肺部充滿泥土氣息，而且不用過於勤奮地洗去這種味道。

你仍然不相信泥巴的奇蹟？在泥濘中行走——或在碎石、卵石、沼澤或鵝卵石等任何不穩定的表面行走，有助於鍛鍊平衡感。當我們姿勢傾斜，核心肌群的二十九塊不同肌肉會努力運作，讓我們做好準備和穩定身形，保持強壯、安穩和平衡。

操作技巧

- 試著嗅聞和觸摸走路時途經的潮濕土地：森林地面覆滿樹葉的土壤、海灘上潮濕的沙子、泥濘的河岸。
- 用棍子戳刺地面，以幫助釋放土臭素。
- 還在渴望出現柏油路面？請堅持與泥巴為伍：有研究[8]發現，陽光和雨水會導致瀝青中的一種成分將無數種有潛在毒性的化合物滲入環境中。
- 擔心失足滑倒？使用健走杖或運用雙臂來保持平衡。請放心，每個搖晃的步伐都會強化你的空間意識、平衡能力和核心肌群。

第7週 十二分鐘散步

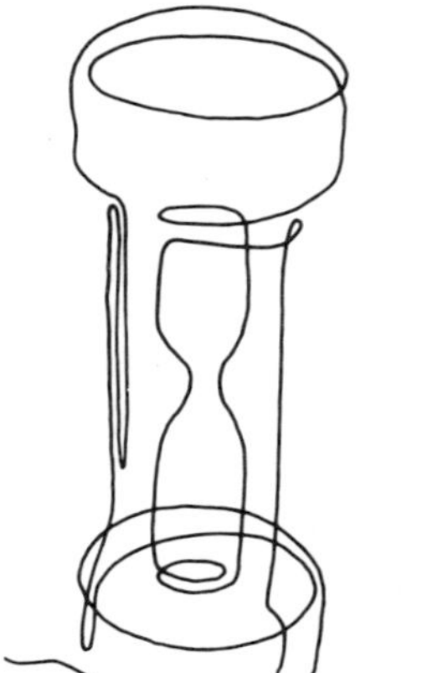

每個人都有似乎不可能騰出時間去散步的時候。

我們都有過這樣的日子：似乎不可能找到時間去散步。在我父親因突發心臟病而意外去世後的幾個星期裡，我發現自己不是忙成一團，就是精疲力盡。出去散步似乎是個過度奢想的可笑念頭。然而，正是這種在室內忙得不可開交和情緒疲憊時，我們最需要活動一下筋骨。悲傷和壓力一樣會改變身體，引發炎症，降低免疫力，以及使我們面臨更高的心臟病風險。

正當我感到悲傷、萎靡不振和腦袋異常地有條理時——特別有害地混合了活躍與不活躍——美國馬薩諸塞州總醫院（Massachusetts General Hospital）的一項研究進入我的電子信箱，激勵我趕緊出門，來一趟（極短距離的）散步。[1]

這項研究顯示，我用不著走上幾個小時的路——十二分鐘就足以明顯影響我的健康。

醫院研究人員對四百十一名中年男性和女性進行研究，測量了在他們血液中循環的五百八十八種代謝物的水平。透過在運動前後測量這些物質（稱作「代謝物分析」過程），不僅可以確認運動如何影響每種代謝物，還可以確定使這些變化生效之前所需的運動量。

代謝物是一種小分子，能透露身體功能的良好與否，以及細胞自我修復的效能高低。醫生利用代謝物做為生物標記來測量我們體內的情況，並檢查我們的代謝健康和心臟等器官的當前狀態。

該研究發現，在快走十二分鐘後，這些揭露重要意義的生物標記有百分之八十以上都朝好的方向發生了變化。麩胺酸是這五百零二種產生變化的代謝物之一：每個人體內都潛伏著麩胺酸，當我們面臨壓力和毒素，大腦就會釋出麩胺酸。麩胺酸過多是心臟病、糖尿病和壽命縮短的生物標記。過多的麩胺酸也與腦細胞不足有關，也就是說，過多的麩胺酸可能導致大腦萎縮。研究人員發現，十二分鐘的運動通常可以降低麩胺酸水平達百分之二十九。同時，一種與肝病和糖尿病有關的代謝物[2]下降了百分之十八，而一種已知有助於分解儲存脂肪的代謝物[3]則上升了百分之三十三。

令人震驚的是，「短暫的運動就能對代謝物的循環水平產生影響，這些代謝物調節著諸如胰島素阻抗、氧化壓力、血管反應力、發炎和長壽等關鍵的身體功能。」《男士健康》（*Men's Health*）雜誌的研究員劉易士（Gregory Lewis）解釋道。[4]劉易士也是馬薩諸塞州總醫院心臟衰竭科的科長，所以我才注意到他的這個論點。我父親最近因突發心臟衰竭而去世，我在悲痛欲絕的夜晚經常感覺到那種胸口絞痛，讓我以為自己也處於心臟病發作的邊緣。

在我看來，對於身陷悲傷之中的人來說，每天散步比以往任何時候來得更重要。於是，我開始敦促自己外出，忽略掉堆積如山的文書工作和對沙發的無盡渴望。問題只有一個：這項研究明確表示：我的步行必須「充滿活力」或「高強度」，而非磨磨蹭蹭的慢步。快速或上坡的行走是理想的選擇，此時我們會心跳加快，開始有點氣喘吁吁和出汗。

我找到了一條十二分鐘的路線，用我最快的速度，每天走一回。

操作技巧

- ■ 不確定「快走」是什麼意思？意思是以每分鐘走一百步以上為目標。將手機的計時器設定為六十秒，然後計算步數，直到一百步為止。如果在你走完一百步之前就計時結束，請試著加快步伐。
- ■ 無法快速行走？藉由短暫的加速來提高速度（哈佛健身顧問斯坦頓（Michele

Stanten〕建議進行十五秒、三十秒或六十秒的加速〉，然後再恢復到你的正常速度一至兩分鐘。重複這個過程。

■以正確的步態行走，將有助於加快步伐。練習第二週〈改善步姿〉中所建議的姿勢和足部著地技巧。

■從家門口安排一條十二分鐘的路線。如此一來，在特別忙碌的日子裡，除了穿上運動鞋，你不需要考慮任何事。

■任何人都可以找到十二分鐘的空檔。如果你真的很忙，不妨考慮短程、高強度的夜間散步，或早餐前的負重行走（參看〈第十週：起床後一小時內散步〉）。

■有更多的時間？多次短程步行比單次短程步行更有助於降低血壓，尤其對女性而言。

■悲傷令人精疲力竭。事實上，一開始我的散步並不特別快速，但它們已經足以讓我的心臟勉力地劇烈跳動。就按照你喜歡的速度慢慢開始吧……

第8週 全景視野走路

一九八七年，心理醫師夏皮羅（Francine Shapiro）在當地的公園散步，她注意到用眼睛仔細掃視風景的簡單過程，讓她感到平靜和不那麼焦慮。經過多年研究，她開發出一種模仿這種過程的療法，可由治療師在室內進行一系列手部動作而加以運用。這種療法稱作「眼動減敏與歷程更新」（EMDR），已成功用於治療許多創傷後壓力症候群（PTSD）的患者，並在五十多項研究中得到驗證。這種療法的成功植根於眼球運動——這是我們散步時不由自主地發生的事。那麼，它是如何運作的呢？

當我們向前走時，我們的眼睛會自動掃視前方。史丹佛大學醫學院的神經科學家暨胡貝爾曼實驗室（Huberman Lab）創始人

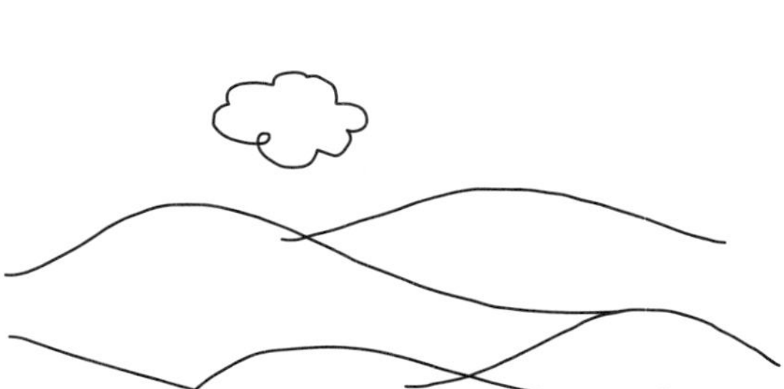

胡貝爾曼博士（Andrew Huberman）將其描述為「全景視野」，一種將周遭全部景象盡收眼底的觀看方式。全景視野與我們在螢幕上工作、閱讀或看手機所使用的高度聚焦視野正好相反。當眼睛以全景視野觀看，會透過稱作「光流」的過程收入景象。我們可以將光流視為一種視覺流，它告訴我們要去哪裡，以及如何找尋最佳方向。

我們的眼睛含有微型的大腦迴路，亦即位於視網膜後部的一層細胞，在全景視野和運動過程中，它們會觸發平衡系統，好讓我們不至於跌倒。但同樣重要的是，這些細胞層還能平息焦慮和恐懼感。研究顯示，光流促使眼睛去掃視周遭景象，平息大腦的威脅偵測系統——杏仁核，使我們感到平靜。在眼動減敏與歷程更新治療期間，創傷記憶不是透過談話，而是透過一系列眼球運動成功地加以處理，這些眼球運動似乎使創傷記憶不再成為障礙，並使之能夠被組織和儲存。[1]

科學家仍在解析確切的運作原理，但新出爐的研究顯示，視網膜後面的細胞層與我們處理、儲存，以及從海馬迴檢索記憶的能力有關。[2]胡貝爾曼的研究[3]認為，**廣闊的全景視野，可以使大腦擺脫那些佔用我們大量時間的近距離觀看和小範圍審視**，此外，**廣闊的全景視野讓我們進入更平靜的狀態**。

他推測，人類身為狩獵採集者，我們的視力和大腦特意發展成能平靜找尋方向和發現水或動物的功能，只在必要時才會切換到聚焦視野（本質上，這個要求難度更高）。如今，我們花費越來越多的時間專注於近距離工作，使眼睛和大腦不再關注我們的游牧遠祖所牢記的全景。這能否解釋我們走路時自然而然發生的眼球運動，有助於我們有效地組織痛苦的記憶？

為了從步行的治療本質中充分受益，我們需要「用眼睛」走路。當我們到達一個新的地方（例如度假），眼睛後方的大腦會更嚴密地掃描和檢查陌生景象。所以要多多嘗試新的路線——參觀以前從未走進的墓園或林地。

但我們也可以在定期的當地散步中，花時間觀看完整的景象和關注周遭環境，從而運用全景視野。

舉例來說，如果我們關掉手機或抬起頭，就更有機會注意到天氣變化、季節更迭或群飛的椋鳥。當我們歪著頭和抬起目光行走，我們會看見以往沒注意過的東西——建築的細節、樹冠的變化、奇形怪狀的雲朵、鳥翼的虹光。

胡貝爾曼表示，儘管我們變得更放鬆，但在運用全景視野時，我們的反應會更快速。

操作技巧

■ 行走時，定時將目光從樹頂或煙囪移向天空，再移向地平線。

■ 嘗試沿著天際線用目光水平地掃視——這個動作被認為特別能有效地產生平靜感。

■ 留意眼角餘光——我們經常可以透過眼角發現野生動物（或突然出現的汽車）。隨著年齡增長，我們的周邊視覺會衰退，如果不使用，情況會更糟。研究顯示步行有助於恢復周邊視覺。

■ 想要走得更快？相較於四處張望，注視前方物體（例如一棵樹）會讓我們加速達百分之二十三，而且感覺更輕鬆。

■ 借用作家兼徒步旅行者謝帕德（Nan Shepherd）所使用的眾多技巧之一，為了重新看世界，她會彎下腰，從雙腿間看過去。這麼做會使得風景上下顛倒，讓你驚嘆：「世界變得多新鮮！」[4]

■ 倒退著走（參看第四十九週）讓我們能以全新方式運用全景視野，從而支撐我們的大腦和膝蓋。

第9週 風中漫步

一九一一年，澳洲地質學家暨探險家莫森（Douglas Mawson）率領一支探險隊前往南極洲的偏遠地區。[1]在這個黑暗冰冷的世界角落，莫森和他的團隊讓「在颶風中行走」這樣的一種「藝術」臻於完善——一種充分利用無窮的狂風的徒步運動形式。莫森永遠忘不了南極洲的強風，他後來寫道：「闖入翻騰的狂暴旋風中，會給感官留下不可磨滅的印象，在所有的自然體驗中，極少可與之相比」。

風中漫步的經歷為何如此難以磨滅地刻印在我們的記憶之中？生活在著名狂風（例如瑞士焚風〔Foehn〕、法國－西班牙北風〔tramontana〕或從義大利吹過阿爾巴尼亞的布拉風〔bora〕）路徑範圍內的人們，訴說了極為兩極化的體驗。許多人喜愛家鄉吹拂的風的

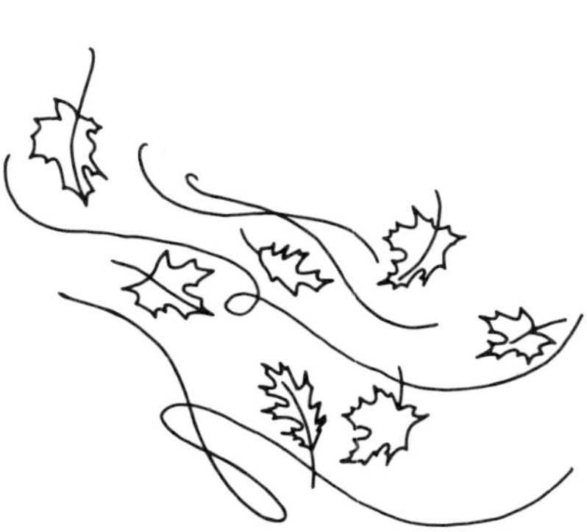

活力和清新，例如梵谷，他將疾速落筆、充滿激情的繪畫歸功於密斯脫拉風*（mistral）所引發的濃烈情思。

在厄利垂亞，風被稱作「tuum nifas」，意思是滋養的風，滋養我們靈魂的微風。而在荷蘭，走在風中被稱作「lekker uitwaaien」，可以翻譯成「好好地吹吹風」。對荷蘭人來說，風中散步類似於一場情緒的春季大掃除：我們的舊灰塵被愉快地清理掉，讓我們充滿活力、重獲新生，並準備好重新開始。

但風真的能夠影響我們嗎？醫學之父希波克拉底是這麼認為的，他敦促我們要當心從北方、南方或西方吹來的風。他聲稱：東風是有益健康的風。

生物氣象學（研究大氣條件如何影響人類生活的學科）仍處於初期發展階段，但已經提出了幾種關於風的理論。臭氧量增加對我們有影響嗎？波動的壓力呢？

四十年前，科學家沃森（Lyall Watson）假設，猛烈的風會引發典型的壓力反應，將腎上腺素注入血液和全身：「新陳代謝加快，心臟和肌肉的血管擴張，皮膚血管收縮，瞳孔擴大，頭髮呈現出令人不安的豎立傾向，產生讓人心生忐忑的刺痛感。」[2]

*譯注：從法國南部吹向地中海的乾冷北風。

六十年前，兩位以色列科學家開始研究北非炎熱乾燥的沙拉夫風（sharav），得到的結論是：強風會影響我們的生理反應。他們推測，狂風中較高的正離子濃度引發了血清素的過度生成。如今，人們意識到許多人都會受到天氣的影響，而對天氣的偏好也往往在家族中代代遺傳下來，彷彿我們對某些氣候的喜歡或不喜歡，早已根植於 DNA 之中。[3]

雖說人人都喜歡在熱天裡吹涼風，但強風更有可能對我們產生兩極化的迥然影響——瑞典的研究證明，較高的風速能提振某些徒步者的心情，但會使得另外一些人情緒比較低落。一項早期研究發現，女性對天氣條件——包括風——的反應比男性更為敏感。[4]

藝術家歐姬芙（Georgia O' Keeffe）酷愛在風中漫步，這也許應和了她的荷蘭根源。她早年的書信中一再提到令她感到興奮和刺激的風中漫步：「我喜歡風——它似乎比任何東西都更像我——我喜歡風吹拂一切的方式……」她在一九一七年寫道。對歐姬芙來說，走在德州狂野的風中是一種完美的能量補充，吹去了疲憊倦怠和昏昏欲睡，驅走所有不滿的種子。[5]

歐姬芙走過沙漠和平原，但微風徐徐的森林漫步也自有其樂趣。在林地裡，我們可以欣賞風吹過樹木的樂音，尤其是白楊樹、柳樹和松樹——每棵樹都唱著自己的歌曲。我們聽見枯葉被風吹過地面時的啪嗒聲、樹幹的嘎吱作響，以及樹枝的拍打聲。

大風起兮的日子，湖泊也令人興奮不已——起伏不定的水面上滿是波光。在海岸邊，我們體驗了呼然洶湧的海浪。無論我們選擇什麼風景，在風中漫步都能提供完整的感官體驗——用耳聽、用眼看和用心感受。就像莫森所說的「旋風」般，「給感官留下不可磨滅的印象」。

風也提供了一種自然阻力：當我們迎風或逆風行走，我們的肌肉會緊繃，動用到腿肌和胸肌，肺部也會更努力運作。當風吹向我們後背，腹部肌肉就會發揮作用，幫助我們在行走時保持平衡。如果想要燃燒卡路里和長肌肉，在強風中邁開大步走上坡路是最佳的步行方式！

風能有效驅散污染物，因此起風的日子（如同下雨天）特別適合在城市散步。風大時，城市和鄉村鮮有人跡，而蚊子和其他飛蟲往往會避難（風還會驅散我們呼出的二氧化碳，二氧化碳對蚊子極具吸引力，刮風日因此成為無蚊日）。何不利用這個機會去散步吹風，讓自己神清氣爽。

操作技巧

任何人都可以享受強風中的散步。但如果是類似於莫森經歷的「狂暴旋風」，以下建議會有幫助：

- 紮起長髮、圍巾和鬆散的髮尾。戴一頂緊裹著頭部或有下巴繫帶的帽子。避免穿著寬鬆、飄逸的衣服，並拉上口袋的拉鍊。
- 如果吹著冷風，記得戴手套、穿防風外套和多層的衣服。
- 時常滋潤皮膚和嘴唇，尤其當風又熱又乾時。
- 如果風沙大，戴上太陽眼鏡。
- 選擇不受風刮的路線；避開懸崖邊緣、峭壁、無遮蔽的空曠處和陡峭的山脊。
- 利用透明的塑膠地圖保護套或手機的GPS。
- 攜帶登山杖來獲得額外的支撐和平衡。
- 避免在超過時速三十五英里的風中行走，並避開山頂，那裡的風速通常更大。
- 喝大量的水——在風中行走可能導致脫水。
- 想避開蚊子？你需要與它們的飛行速度相當的風速，亦即時速零點九至三點六英里。

第10週 起床後一小時內散步

「我總是在天光大亮之前出門。」作家馬提紐（Harriet Martineau）於一八四七年寫道。「早起的散步，連同其他的事情，對我在心中為一天的工作做好準備很有幫助。」[1]馬提紐不需要科學來說服她清晨散步所帶來的一連串好處。如今這些好處——那些「其他事」——已獲得了證實：如果你每天只散步一回，那麼早上要做的第一件事，就是散步。

為什麼？因為**光照是我們體內每個細胞的主要計時器**。**如果我們在醒來後的一小時內接受光照，每個細胞都能對自己進行相應的設定**。我們不需要幾個小時的光照——步行十分鐘就夠了。我們也不該被惡劣的天氣嚇退，因為即便是多雲的暗淡日光，也遠高於室內照明所能提供的流明（光度或亮度的測量方式之一）。

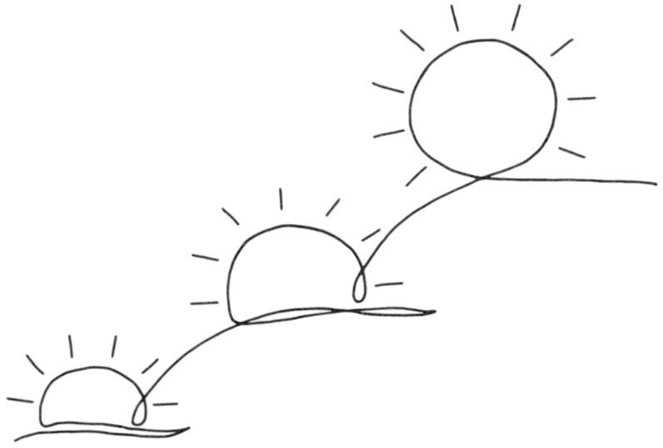

第一次醒來時，我們的光敏感度處於最低水平，這意味著我們需要明亮的光線來提醒大腦和設定一天的晝夜節律。大量研究顯示，**我們如何度過起床後的第一個小時，直接影響當天晚上能否睡個好覺**。晨光會告訴位於我們眼睛後方的神經元層，是時候該開始活動了，確保褪黑激素（夜晚時讓我們感到睡意朦朧和幫助入眠的激素）減少分泌；但晨光的衝擊也會使得皮質醇充斥著身體內部——喚醒我們，讓我們充滿活力。理想情況下，早上散步的幾分鐘時間應該不戴太陽眼鏡，除非當天陽光燦爛。

晨光也會觸發身體產生血清素，這是由神經細胞產生的一種化學物質，能讓我們感覺良好。血清素可以調節睡眠品質，然後轉變成讓我們一夜好眠所需的褪黑激素。[2] 儘管看起來奇怪，但清晨散步的確非常有助於改善夜間睡眠的品質。

晨光的潛在作用遠遠不止於喚醒我們和幫助入睡。清晨散步還能保護我們的心臟：一項研究顯示，明亮的光線能強化特定基因，這種基因可以強化血管和降低心臟病發作的風險，從而保護和促進心血管健康。科學家已經發現光和心臟病之間的關聯，並指出心臟病更容易在冬季的月份發作。

但這項研究也揭露了有趣的事：連續五天於上午八點半至九點之間，暴露在強光下三十分鐘的受試者，他們的 PER2 蛋白質的水平升高了。PER2 對於設定晝夜節律、改善新陳代謝和強化血管至關重要。早先對失明老鼠進行的相同實驗發現，強光沒有對牠們造成任何影響，說明了我們的眼睛扮演著極重要的角色。[3]

在這些實驗中，測得的強光亮度為一萬流明。就此背景而言，歐洲日光亮度介於一千至十萬流明，取決於每天當中和每年當中不同的時間、緯度和位置，以及天空的明亮程度。英國冬季典型的半多雲早晨的亮度峰值可達到一萬六千流明，夏季亮度則高至七萬流明左右。平均流明接近五百的室內健身房，根本無法與之相提並論。在室內靠窗處步行也不行，因為玻璃會過濾掉一些紫外線，而紫外線也有助於設定我們的生理時鐘。

清晨散步不僅有益於晝夜節律。二〇一二年的研究[4]發現，每天早上八點時，快步行走四十五分鐘的女性在當天的其他時間裡更加地活躍，此外，她們對食物圖片的反應也比較遲鈍。這是最早證明運動可以使我們充滿活力的報告之一，同時——有點反常地——還能抑制食慾。

如今有研究認為，我們在運動之後會吃得更少，因為快速的運動會提高體溫，活化下視丘神經元，從而幫助我們控制食物攝取量。[5]就像室外溫暖時我們吃得較少，當我們的身體因步行而變暖時，我們也會吃得較少。

但較新的理論認為，我們在活動後吃得更少，是因為運動時身體會產生一種名為「生長分化因子—15」（GDF-15）的激素（兩小時的運動能使生長分化因子—15水平升高五倍）。研究人員知道生長分化因子—15會抑制囓齒類動物和猴子的食慾，目前正在研究它對人類產生的影響。[6]無論是因為體感溫熱或身體激素，清晨散步都可以有效抑制過度的飢餓感，幫助我們調節和控制食慾。

十四年來，我每天早上固定會出門遛狗和遛孩子，發現自己開始對於展開一天生活的快走上癮。現在，如同馬提紐，我很高興有機會冷靜下來規劃我的一天行程：健康的好處是意外獲得的副產品。

操作技巧

■ 在吃早餐前散步，對新陳代謝有許多好處，參看〈第四十八週：餓肚子散步〉。

■ 你還是不相信？早晨的空氣污染通常最不嚴重，這意味著空氣更乾淨。在城市裡，早晨的負離子含量最高。同時，植物在上午九點至十點會釋放更多的負離子到大氣中（除了晚上八點這個時段是個例外）[7]，比一天中的任何時間都多。

■ 清晨是聆聽鳥鳴的最佳時機：此時鳥兒不僅更容易唱歌，而且根據林地信託基金會（Woodland Trust）的說法，清晨鳥鳴聲的傳播距離，是一天中更晚時候的二十倍。[8]鳥鳴為何重要？倫敦國王學院的研究發現，鳥鳴聲能讓振奮聽者的精神長達四小時。[9]

■ 想要增加能抑制食慾的 GDF-15？如長距離步行等耐力型活動，特別有效。參看〈第三十六週：揹著背包走〉和〈第四十週：像朝聖者一樣行走〉。

第11週 城市氣味漫步

一七九〇年二月某個天氣溫和的早晨，醫學教授暨拿破崙的私人醫師哈雷（Jean Noël Hallé）離開巴黎的住所，沿著塞納河畔走了十公里路。他帶了一位朋友、一張地圖和他的鼻子。兩人從巴黎市中心的新橋（Pont Neuf）出發，沿著右岸步行，在拉佩埃碼頭過河，然後沿著左岸返回。

哈雷博士記錄下沿途的每一種氣味。他的氣味調查將永久改變巴黎的氣味，促使巴黎變成如今所知的現代芳香之都。更重要的是，哈雷博士進行了歷史上首次有記錄的氣味漫步。

兩百二十年後，設計師兼製圖師麥克林博士（Kate McLean）漫步愛丁堡，嗅聞著空氣，注意到這座城市特有的氣味。她突然意識到每座城市都有其複雜、難以捉摸且往往轉瞬即逝的氣味。她對氣味的頓悟促使她轉

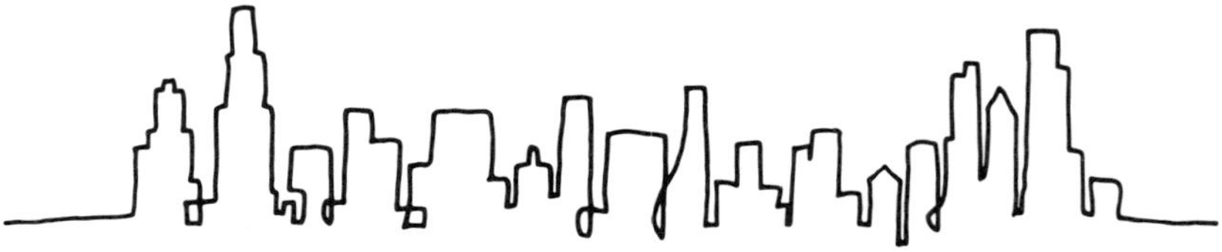

變職涯，成為一名氣味景觀繪製師和藝術家。

過去十年中，麥克林導覽了幾百次氣味漫步，並繪製了從阿姆斯特丹到紐約和新加坡等數十個城市的氣味景觀圖。當麥克林一邊走、一邊將氣味繪製在精美的地圖上（配帶著反映她的氣味景觀的小瓶蒸餾香精），[1]科學家們開始挖掘氣味的複雜本質，並取得了驚人的成果。

氣味是我們的忠實嚮導，我們無名的影子朋友。當我們還在子宮裡，嗅覺是我們唯一完全形成的感覺。在人生的頭十年，氣味在我們體驗世界的方式中扮演至關重要的角色，我們的鼻子能區分無數種不同的氣味。成年人每天呼吸兩萬四千次，透過每個鼻孔中的五百萬個嗅覺細胞，[3]每小時可以品味一千多種不同的氣味[2]。大多數人都忙於觀看和聆聽，很少注意到生活中散布著令人陶醉的混合氣味。

但在某些具有開創性的實驗室中，情況並非如此，這些實驗室正以科學應有的嚴謹度，仔細地審視嗅覺。目前某些研究人員認為，相較於是否患有心臟病，失去嗅覺更能有效地預測我們的壽命。[4]嗅覺喪失的症狀不只侵擾老年人；研究人員已將嗅覺喪失與憂鬱症、思覺失調症和癲癇症等疾患關聯在一起，促使我們猜測：嗅覺能力可能比以往以為的重要得多。

一項針對 Covid-19 患者的研究發現，嗅覺和味覺喪失是唯一與憂鬱和焦慮相關的冠狀病毒症狀。[5]某些研究人員還想知道，失去嗅覺能力是否在某種程度上加重了恐懼和悲傷的感覺。[6]

為何會這樣？沒有人知道真正的原因。但當我們吸氣時，微小的氣味粒子群會衝擊位於鼻孔頂部的兩組拇指指紋般大小的受體。它們從那裡進入大腦中的嗅球進行編碼，然後快速到達杏仁核（大腦的情感中心）和海馬迴（大腦的記憶庫），以某種感官氣味「圖像」的形式歸檔。氣味是唯一一種傳送得如此直接的感覺，這代表氣味、情緒和記憶常常彼此交織，被儲存為單一文件。難怪許多人只是嗅聞一下，就能喚起栩栩如生的記憶。

我們的嗅覺能力很像肌肉：如果不去使用，就會有喪失這項能力的風險。但研究顯示，我們通常可以恢復嗅覺範圍。一項研究涉及二十名聞不出雄烯酮的人，這種費洛蒙常見於松露、培根和人類的汗水中。受試者每天三次，每次三分鐘用鼻子嗅聞雄烯酮。六週後，有一半的人第一次聞到了許多人熟悉的刺鼻麝香味。此外，雖然我們的嗅覺細胞每三十到四十五天更換一次，但有些受試者短短一週內就學會了聞出雄烯酮的氣味。

嗅覺訓練不僅可以提升辨識氣味的能力：二〇一九年一項引人注目的研究發現，經過六週的嗅覺訓練，三十五名年輕受試者的大腦構造發生了變化。研究人員透過核磁共振造影發現：有幾個腦區的皮質厚度增加了。[7]這說明什麼？大腦皮質是一層緊密摺疊的神經元，包裹著大腦：我們可以將它想成是大腦的最外層，一種緊密貼合的外衣。皮質層變薄往往是疾病的跡象。就像磨破的外套無法讓我們保暖，破舊的大腦皮質也無法好好保護大腦。在本例中，與記憶和辨識力有關的腦區的皮質增厚，代表改善嗅覺可能也會改善記憶力。

我在感染新冠病毒而失去了嗅覺後，開始了氣味散步。與麥克林博士一起進行的氣味漫步，提醒了我氣味是如何平添了生活的純粹樂趣。我們一面走一面聞著空氣，追尋英國小鎮的氣味調性，我們循著氣味的蹤跡……潮濕的樹葉、柴油／巴士的氣味、土壤、驟後水、陳舊的衣服、松樹、濕紙板、灰塵、油漆、清潔劑、漂白水、美髮沙龍的氣味、新鮮咖啡、甜熱的烘焙食品、柴油（又一次）、去除內臟的魚，以及披薩。

操作技巧

- 由鼻子在前領路：麥克林博士稱之為「捕捉氣味」。請注意：如果你的鼻子堵塞或宿醉，那麼這個方法無效。
- 多喝水。根據維多利亞．漢肖（Victoria Henshaw，運用氣味進行城市規劃的先驅）的說法，如果鼻子沒有得到充足的水分，我們的嗅覺受器便無法分辨氣味。

- 尋找多樣性。漢肖建議嘗試開放和封閉空間；綠色和混凝土空間；高檔的和破敗的空間。種類越多，氣味越多元。
- 利用耳朵和眼睛搜尋發現氣味的機會，從麵包店到花店，從樹籬到醫院。將鼻子湊近灌木叢和商店。永遠無視於路人疑惑的目光！
- 城市的氣味會不斷改變；嘗試在春天，然後是秋天；大熱天和下雨天，黎明和夜晚，進行相同的氣味散步。夜間行走時（參看〈第四十六週：夜間散步〉），我們對氣味尤其敏感。
- 我們的嗅覺受器很容易疲倦。麥克林建議聞一下手肘彎曲處的皮膚，讓它們休息和重設。
- 如果你願意，可以做點筆記（氣味的詞彙有限，試著使用隱喻——浪漫、秘密、家的氣味）。利用筆記創造自己的氣味地圖或藝術作品。
- 當天氣非常冷時，我們的嗅覺會不那麼靈敏：氣味散步可以留待比較溫和的天氣。

第12週 雨中行走

儘管許多人將下雨天視為待在室內的理由，但雨中散步可以讓我們立即、直接地與大自然重新建立連結。當雨水點滴落在皮膚上，我們實實在在地被大自然給觸動。無論身在何處，雨中行走都是一種豐富的實質體驗，喚醒觸覺並提醒我們，我們是有形的存在。

下雨時的濕度增加和雨滴的持續撞擊，導致特定化合物被釋放，並結合在我們所呼吸的空氣之中。巧的是，光是吸入這些化合物的簡單行為，就能使我們產生深刻的幸福感。

在雨中行走，也會喚醒我們的嗅覺。雨水釋出樹木、植物和土壤的氣味，為風景注入驚人的複雜香氣。蘇格蘭作家暨徒步旅行者南．謝帕德指出，雨後的樺樹會釋放出一種「如陳年白蘭地般的果香」，令人無比陶醉，「就像喝醉了酒」。[1]

能帶來芬芳快感的植物可不只限於白樺樹。它來自植物分泌的多種油脂所產生和釋放的化合物，這些油脂可以防止植物在氣候乾燥期間生長過於旺盛。雨後土壤的氣味，最早

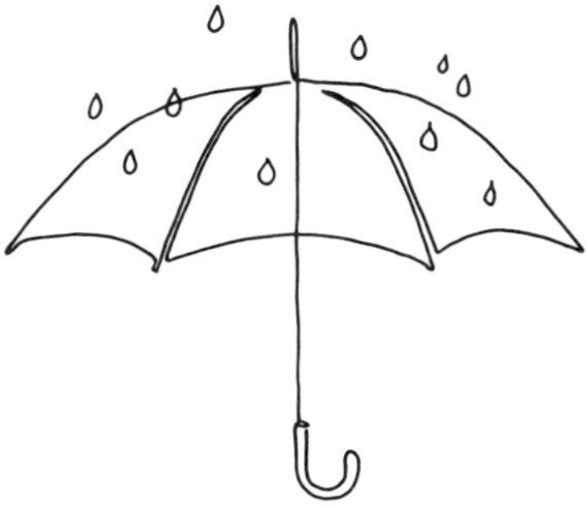

是在黏土（泥質）土壤中發現的，這種顯著的氣味起初被稱作「泥質氣味」，但在一九六四年，兩位澳洲礦物學家替這種刺鼻的雨後土壤命名為「初雨味」（petrichor）。

在印度，半個世紀以來，初雨味——經過一段時間的乾燥後，氣味最為濃鬱——做為一種瓶裝香水存在，稱作 mitti attar，意思是「大地香水」。[2]我們只需在雨中（或剛下過雨之後）行走，就能聞到這種奇特的氣味。

現今科學家認為其他香味都是雨水所產生的，因為雨水會擾亂和轉移各種表面（包括葉子的細毛）的氣味分子。儘管泥土聞起來通常有溫暖的麝香味，但葉子的氣味可能是清新辛澀的——創造出一種令人深度放鬆的香味雞尾酒。城市也不能倖免：雨水會釋放出儲存在石頭和混凝土中的香味，儘管並非所有的香味都像鄉村的芬芳一樣令人感到振奮。

重要的是，雨水能沖走殘餘的污染。下著傾盆大雨和下過雨之後，空氣總是比較乾淨。[3]為什麼？當雨水在大氣中到處翻騰，每一滴雨都會吸附許多污染物粒子，包括煤灰和 PM2.5（直徑二點五微米或更小的微粒子），使空氣變得清新潔淨。

雨水也會增加空氣中的負離子含量，有些科學家認為這會改善認知能力、促進放鬆和提振心情。瑟胡伯（Eva Selhub）和洛根（Alan Logan）醫師在他們合著的《大腦與大自然》（*Your Brain on Nature*）一書中引用了幾項研究，說明負離子（帶有額外負電荷的分子，大量見於森林和流動的水中）可以提升健康狀態、認知表現和壽命。

下雨改變了一切：觸感、聲音、氣味，但最重要的是它改變了我們看見的事物和看待事物的方式。雨中濕滑的漫步裡，樹幹、葉子和花瓣閃閃發亮。雨水使葉片和花朵變成半透明，每一條脈管和斑紋都神奇地清晰可見。花、草和樹枝的樣貌全都發生了變化，在雨水的重量下彎成拱形。在雨中，我們已經走過上百次的散步變成一種截然不同的體驗，突增的多巴胺使得大腦活力充沛[4]。

彷彿光是這樣還不夠。有研究顯示，在雨中運動會燃燒掉更多的卡路里。[5]研究人員檢驗了受試者的血液和吐氣，得出結論：「一個人每分鐘的換氣量、耗氧量以及血漿乳酸和正腎上腺素的水平，在雨中明顯更高。」簡言之，當天氣又冷又濕，我們的身體必須更加努力運作，因而在過程中消耗掉卡路里。

在烏干達的熱帶雨林，雄性黑猩猩經常在暴風雨來襲時跳舞，牠們穿過枝葉，敲打地面，用粉紅色的腳底敲擊樹幹，揮舞著長長的手臂。沒有人知道牠們為什麼要在雨中起舞，但這是很壯觀的景象，提醒我們下雨可能令人陶醉。

操作技巧

- 購置你負擔得起的優質防水服裝，包括在腳踝處束口的防水褲（以防止濕漉漉的下擺將水滴入靴子裡），以及有鳥嘴狀帽兜的風雨衣。
- 定期使用 NikWax 等撥水劑，讓風雨衣重新能夠防水，否則無論它們多昂貴，都無法持續防水！
- 確保你有防水步行靴或威靈頓靴。步行靴和防水服裝一樣需要保養：在皮革面塗保養蠟，在皮絨面噴防水噴劑，或者給布面靴噴上多功能防水噴劑。
- 在城市裡步行？考慮使用折疊傘和／或可收疊的防水斗篷。

第13週 邊走邊跳舞

一五九九年，莎士比亞的朋友肯普（Will Kemp）跳著莫里斯舞，從倫敦皇家交易所一路跳到一百二十七英里外的諾里奇（Norwich）。他前後花了九天時間，為自己提供了足夠的材料來寫成一本書。[1]四百年後，一群莫里斯舞者複刻了肯普的邊走邊跳舞行程，比他早一天完成。[2]事實證明，舞蹈可以提振心情、強化平衡感和促進有氧健康。那麼，為何沒有更多的人邊走邊跳舞呢？

事實上，跳舞與步行並沒有什麼不同——許多舞蹈動作是步行的更複雜延伸，例如狐步舞。可惜大多數跳舞的機會都是在室內，而且通常是不方便的時間（例如晚上。當然如果你是夜店咖就沒什麼差別）。

還有，可預見的是，儘管我們都是嫻熟的步行者，卻很少有人相信自己會跳舞。儘管如此，我還是喜歡用幾段短暫的舞蹈來打斷散步的過程。我喜歡跳舞給我的感覺——當我

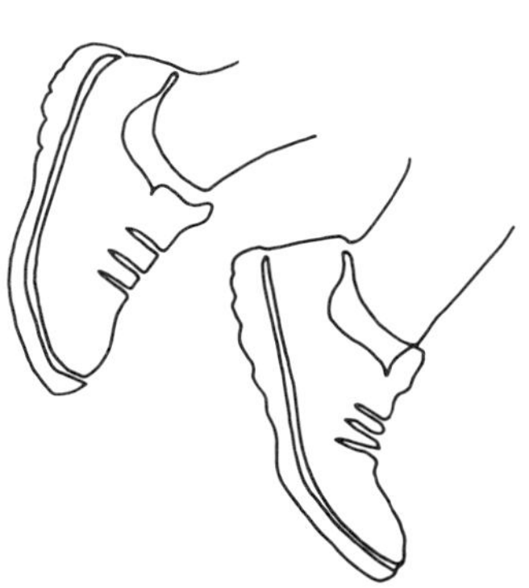

揮舞著雙臂，血液突然湧動、心跳加速時，會帶來了一種新的運動元素和一陣喜悅。此外，當空氣寒涼刺骨，快速的吉格舞或迪斯可是一種有效的熱身方式。

心理學家已經發現一些簡單的做法，例如邊走邊跳舞或唱歌，有助於讓我們更開心，也對自己的生活更滿意。德國哈勒—威登堡馬丁路德大學（Martin Luther University Halle-Wittenberg）的研究發現，持續一星期的玩樂活動不僅能提振受試者的心情，還能幫助他們培養活潑有趣的特質，從而可能帶來更快樂的生活。[3]

這項有五百三十三名受試者的研究發現，天生喜愛玩樂的人（不同於愚蠢或輕浮）可以「將幾乎任何日常境況變成一種有趣的或個人投入的體驗」。經過一個星期有意識地變得更愛玩樂之後，即使那些自認為嚴肅的人，也更有能力——並且更有可能——將額外的玩樂融入生活之中，進而增進幸福感。研究人員相信，我們都可以有意識地將玩樂融入日常工作（或日常步行），這不僅帶來更高的生活滿意度，還會帶來更多創造力和更多樂趣。

然而，將玩樂融入生活中，不只能讓我們感覺良好。一九六四年，現代神經科學的奠基者之一戴蒙德（Marian Diamond）對老鼠進行了一項開創性的實驗，結果證明玩玩具的老鼠大腦更大。[4]隨後的實驗得出相同的結論，發現因遊戲而擁有充實生活的囓齒類動物，具有更高水平的腦源性神經營養因子（BDNF，該因子對於腦細胞的生長和維護至關重要）、更好的記憶力和更敏銳的認知能力。這告訴我們：玩耍不只是孩童的專利。

赫特福德大學（University of Hertfordshire）舞蹈心理學實驗室創始人、心理學家洛瓦特博士（Peter Lovatt）告訴《泰晤士報》，在步行中加入即興舞蹈能釋放多巴胺，從而提振心情。多巴胺也會提升思考和決策品質，同時微調我們的空間意識。

洛瓦特博士認為，創作一些即興舞步可以改變既定的行為模式，有助於我們以不同的方式思考，並將步行變成對大腦的全方位認知鍛鍊。他是對的：二〇一二年的研究發現，那些動作更流暢、以即興舞步的方式揮舞手臂的徒步者，比一般徒步者產生了更多的點子。[5]

操作技巧

- 在 YouTube 上搜尋影片，學習用迪斯可舞步走路，或透過簡單的舞步「升級」你的步行。
- 穿著合適的鞋子在光滑的表面上跳舞行走。
- 根據加拿大麥克馬斯特大學（McMaster University）的研究，為了保護大腦健康，我們應該快走四分鐘，接著輕鬆地走三分鐘——重複三次。再將快走換成搖屁股，然後再像平常一樣行走。重複交替進行即可。[6]

- ■可以用跳躍或奔跑（米蘭達．哈特式[7]）*來代替跳舞——這兩種方式在與孩子一起散步時特別有效，而且都能增加有氧強度，同時增添玩耍（和感覺良好）的因素。
- ■邊走路邊唱歌也出人意料地能夠振奮精神（參看〈第二十七週：邊走邊唱〉）。
- ■擔心走路時被人看見在跳舞或唱歌嗎？非社交時間——例如星期天清晨——或安靜的街道和偏遠的地點，都能提供額外的隱私。
- ■尋寶活動——無論以傳統方式或使用 Geocaching、Let' s Roam 或 Goose-Chase 之類的尋寶遊戲應用程式——是將日常散步變成冒險遊戲的簡單方法。
- ■玩球不只適合狗狗：一邊走路一邊拋球還有額外的好處，不但可以增進平衡感、穩定性、協調性和空間意識，還能讓你年幼的散步夥伴開心地玩耍。

*譯注：米蘭達．哈特（Miranda Hart）是英國演員、作家、單口喜劇演員，以自寫自演的情境動作喜劇聞名。

第14週
邊走邊聽

在瑞士兒童文學作家施皮里（Johanna Spyri）的《海蒂》（*Heidi*）一書中，小海蒂離開了祖父的阿爾卑斯山小屋，來到法蘭克福市生活。她非常想念家鄉，每晚都會夢見「冷杉樹林裡的風」。風吹過松針的聲響就像配樂一樣，貫穿著施皮里的山間療癒故事。

從鳴禽幽揚的曲調到微風吹過樹葉的嘶嘶聲，施皮里明白大自然的天籟之音具有分散注意力、令人安心和撫慰的神奇力量。研究者開始探究箇中的原因。幾項針對住院患者的研究發現，聆聽自然的聲音可以減少焦慮，[1] 而對流水聲所做的研究則發現，流水聲相較於寂靜或古典音樂，更能有效降低皮質醇水平。[2]

三年前，布萊頓與索塞克斯醫學院（Brighton and Sussex Medical School）的團隊，測量了十七名健康年輕人在聆聽各種自然和人造音景時的心率和大腦活動。結果發現，當我

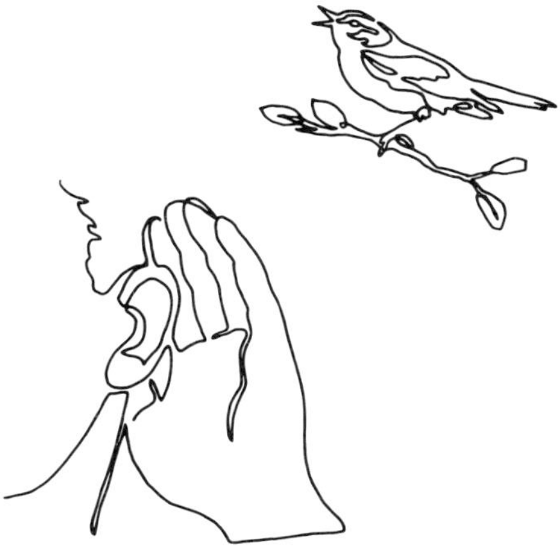

們休息和放鬆時，通常活躍的腦區（有時稱作預設模式網絡）會根據音景是滾滾的波浪聲或隆隆的交通聲響而產生變化。

當受試者聽見波浪聲，他們的大腦會切換成研究人員所描述的「向外注意力」焦點，而交通的聲響則產生截然不同的效果：受試者的大腦會切換到「向內注意力」焦點，極類似於在患有焦慮、創傷和憂鬱症的人身上所觀察到的心理狀態。我們可以將之視為轉向自身和超脫自身的心智之間的區別。

隨著音景變化，不只受試者大腦切換了焦點，他們的身體也有樣學樣：聆聽自然聲響使他們的心率變慢、肌肉放鬆，並適度刺激腸道和腺體的活動，所有跡象都表明身體正進入一種主動放鬆的狀態。

最後，當受試者聆聽自然的聲音時，在需要全神貫注的任務中會有更好的表現。換言之，自然聲響比人造聲響更不容易令人分散注意力，這代表，如果在行走時能聆聽水流聲，可能會提高我們解決問題的能力。有趣的是，研究人員發現，那些在聆聽自然聲響時最放鬆的人，也能承受最大的壓力。[3]

噪音是現代生活中的眾多壓力源之一。世界衛生組織認為，光是交通噪音就導致一百萬年健康壽命的損失。[4]大量的報告揭露了城市噪音的隱藏成本：增加高血壓、糖尿病、肥胖、心臟病發作和心臟疾病的風險。

美國的一項研究發現，暴露於噪音會造成壓力激增，導致血管發炎，提高中風的風險。此外，對大型機場附近學校所做的研究一再發現，即使調整了其他變數，學生的識別能力、記憶力和讀寫能力也變差了。噪音——就算我們自認已經習慣的噪音——也會影響脈搏、心率和血壓，甚至在最深層的睡眠中也是如此。

想要解決噪音造成的問題，我們只需要到一個安靜的地方散散步，一個能夠盡情聆聽自然世界，不受干擾的地方。根據英國國家信託（National Trust）委託進行的研究，以下聲音最能讓我們感到愉悅：

- 鳥鳴聲
- 潺潺流動的溪水
- 葉子窸窣作響
- 寂靜無聲
- 腳底下踩斷樹枝
- 動物的聲音
- 風呼嘯著吹過樹林
- 雨水落在葉子上

● 七葉樹果實的落地聲
● 踩進泥巴裡的吧唧聲

聆聽自然聲響的受試者報告說，他們放鬆的感覺增加了百分之三十，至於聆聽語音導覽冥想應用程式的受試者，他們的情緒則沒有變化。這個訊息十分明確：關掉手機，收起雙筒望遠鏡，張開你的耳朵。

聽到鳥鳴聲的人會滋生最大的幸福感，百分之四十的人表示，鳥鳴聲讓他們感覺開心。[5]但別以為在室內聽應用程式模擬的聲響會有同樣的效果——這麼做可沒用。一項早期研究發現，相較於在戶外聆聽真實的聲響，在室內聆聽錄製的自然聲響，「明顯」沒有那麼令人放鬆且活力充沛。

最有效的邊走邊聆聽，需要某種「臣服」：準備好讓耳朵引導你，跟隨特定的鳥類或昆蟲，或探索林地中聲音比較甜美的區域。作家哈代（Thomas Hardy）相信，我們可以透過樹的耳語（樹葉在微風中發出的特殊聲響）來辨識樹種。

乾旱、雨、風和雪也會帶來新的音景，將一成不變的步行變成全新的事物。夜間步行和在滿月下行走，也會讓效果改頭換面；而漫步在夜間城市，則讓人重新驚喜地領略到城市的音景。無論你選擇走到哪裡，只要跟隨你的耳朵，都能得到最集中的向外注意力。

操作技巧

- 最好挑選人少的地方，自己一個人邊走邊聽。避開平時習慣走的小徑，不要刻意找尋美麗的地點——這趟路是為了招待耳朵，而不是眼睛。
- 傾聽較明顯的樹語聲，例如白楊樹，看看你是否（像哈代一樣）可以透過樹葉獨特的沙沙作響，來區分不同的樹種。
- 把手彎成杯狀放在耳後，或者將耳朵推向前，來放大周遭的聲音。
- 不時閉上眼睛，讓注意力從視覺重新回到聽覺上。
- 試著下載錄音應用程式和製作自然音景，以便在走路時播放或寄送給朋友。
- 新的導引步行應用程式（例如 Echoes 互動式有聲散步）提供新穎的步行體驗，包括歷史、地理和音樂伴奏。下載並聆聽，運用於由耳朵主導、截然不同的漫遊。
- 「鳥鳴應用程式」極適合用於學習辨別不同的鳥叫聲；欣賞鳥鳴是邊走邊聽最大的樂趣之一。

第15週 獨自行走

一九四七年，出生於澳洲的作家兼蔬果農場主克拉拉．薇薇安寫到了她經常且往往迫切地需要獨自步行：「我一生熱愛露天的開闊道路和僻靜之處……我冀求逃離人類的煩擾，進入大自然的庇護所。」

薇薇安時常一人獨自走遍世界各地，她毫不掩飾自己更喜歡親近丘陵、山谷和開闊的道路，而非人類。她有很多朋友，但獨自行走讓她重新找回了「與黑夜、黎明……風和大海的久違親密感」。在孤獨的行走中，她全然忘記了自己，只聽到「偉大世界的脈動」。[1]

薇薇安永遠需要獨自行走，這種情況並非獨一無二的特例。盧梭、華茲華斯、梭羅、伍爾芙和美國作家史翠德（Cheryl Strayed）等許多人，都承認他們對獨自散步的渴望。英國詩人史蒂文森（Robert Lewis Balfour Stevenson）寫道：「徒步旅行應該獨自進行。」他

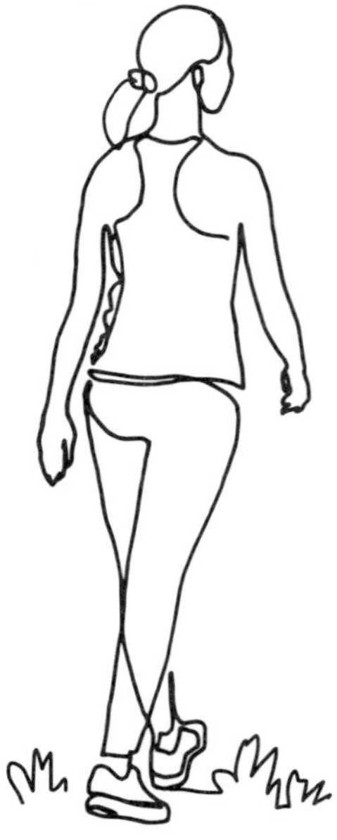

還說，他不希望遷就於其他人。散文作家哈茲利特（William Hazlitt）認為，散步的真正目的就是獨處：「附近沒有任何惱人的聲響，來打亂早晨陷入冥想的寂靜」。[2]

如今在普遍讓人感到孤獨的各種喧囂中，人們很容易忽略獨處的重要性。近來研究顯示，生活在隨時在線的數位化社會，獨處的時間比以往任何時候更加重要。獨處——尤其是在大自然中行走——既能讓人恢復活力，又有療癒作用。

根據社會學家傑克．方（Jack Fong）的說法，獨處的時間促使我們去面對真實的自我。一旦我們從平常的社交環境中抽身，就能獲得新的視角，並且滋養我們與自我的關係。方每個月都獨自進行一次徒步旅行，他認為，獨處和運動或健康飲食，同樣都是恢復活力不可或缺的因素。[3]

方的想法反映了著名精神病學家史托爾（Anthony Storr）的主張。史托爾認為獨處的能力是一種寶貴的資源，使我們能得知最深層的感受。但在我們習慣的環境中則非如此：史托爾認為跳脫自我——就像我們在外面散步時那樣——促進了自我理解，以及與自我「深處內在」的聯繫，而且這是非常必要的，「大腦能在最佳狀態下運作，讓個人發揮最大的潛力。」[4]為了充實這個論點，他列舉了佛陀、耶穌和其他宗教領袖的例子，他們全都以獨自行走做為自我啟蒙的方式而聞名。

近幾年的研究顯示，能夠培養出獨處能力的人更有心理韌性，也更容易滿足。似乎獨處的能力越高，我們越不會感到孤單。定期有意識的選擇獨處，能為生活帶來較積極的態度、較高的壓力管理能力、較少的憂鬱、較少身體疾病，以及更大的滿足感。[5]

另一項研究顯示，定期獨處可以提升人際關係的品質，[6]而孤獨往往會激發創造力，這證實了畢卡索的說法：「沒有極大的孤獨，就無法認真工作。」[7]

獨自行走的體驗，截然不同於和一群人或某個朋友一起散步，我強力建議你去探索一番。一個人的散步再自由不過了！我們可以在樂意的時候出發，去喜歡的地方，以適合自己的時間和步調，隨心所欲想走多久就走多久。我們可以想停就停，要停多久就停多久，循著每一處誘人的小路、山谷、小徑、小巷前進。我們無需詢問或考慮他人的意願，完全自在地做自己想做的事。

在沒有同伴幫助的情況下，我們會被迫自立自強，最終變得有自信。英國徒步旅行者和登山家皮利（Dorothy Pilley）相信，「帶著地圖和指南針獨自翻山越嶺」[8]帶給她自信，賦予她無與倫比的力量。心理學家稱之為「自我強化」。[9]

獨自一人時，我們以更強烈、更沉思甚至更有意義的方式，重新與大自然連結。皮利發現，獨自行走不僅可以增進自信，還能帶來心靈上的滿足：

在黃昏的霧氣中，獨自一人找路來到脊頂，然後走下來，是一種最極致的冒險。麻鷸在沼澤上空哀號，冷嗖嗖的平地上，灰撲撲的綿羊發出吭哧聲、隱約可見的巨大山峰和呼嘯的風……這些印象比記憶更深刻。[10]

近來的研究也呼應了這個觀點：**獨自行走時，我們更能好好地完整反思和體驗大自然的壯麗景象**。[11]

順便一提，**當我們獨自行走，往往會形成更清晰、更持久的記憶**。心理學家認為這是因為干擾我們的事物變少，我們得以更加投入周圍的環境，以更高的效率和飽和度疊加記憶的關係。

獨自行走比與人同行要危險一些：如果我們迷了路、扭傷腳踝或把水喝光時，沒有其他人可以依靠，所以需要充分做好準備。

操作技巧

■ 獨處對某些人來說比較困難。建議先從十分鐘的獨自行走開始，然後逐步增加時間。[12]

■如果你對看地圖（還）缺乏自信，可以選擇對方向感要求不高的步行路線，例如沿著河流或運河走，或走上劃定好的步道或懸崖小徑。

■當天早一點出發，保留充足的時間可以減少入夜時迷路的機會。

■帶上手機和備用電池，讓別人知道你的路線和預計返回的時間。

■別多帶不需要的東西——沒有人可以幫你分擔負荷。

■攜帶足夠的水和食物——沒有人會與你分享食物。

■獨自行走讓你感到緊張？避開危險路線，並考慮短程的有指引路線（就和我一樣！）。

■擔心被襲擊嗎？選擇一條不那麼空曠的路線（例如〈第十七週：跟著河流走〉），以及安排在週末時間上路，那時路上的人通常較多。或者，攜帶隨身警報器，不要戴耳塞，並且從許多獨自安全徒步旅行的女性作家和部落客那裡獲得勇氣。

第 *16* 週 走路時撿垃圾

新冠疫情正盛時，在索爾福德市（Salford）組織了一個撿垃圾團體的賴特（Danielle Wright），開始收到一些志工同事發來的電子郵件。他們情緒激動地寫道，撿垃圾救了他們一命，讓他們安定心神，並提供了全國封控期間被剝奪的社交互動機會。「撿垃圾有益於心理健康，真的好處多多。」賴特告訴當地媒體。[1]

封控時期，賴特的撿垃圾小組成員每天碰面，他們自稱「索爾福德垃圾英雄」，一邊走路、一邊撿垃圾和聊天，有時收集多達三十袋垃圾。收集垃圾不僅是一種運動，還提供了一種使命感和社交互動的機會，而且讓市容變得美觀。順便一提，撿垃圾意味著我們走路時要彎腰、伸展和搬運，將撿垃圾變成一種全身運動。

撿垃圾時很容易打開話匣子：當我和家人一起撿垃圾，路人經常會停下來問我們在

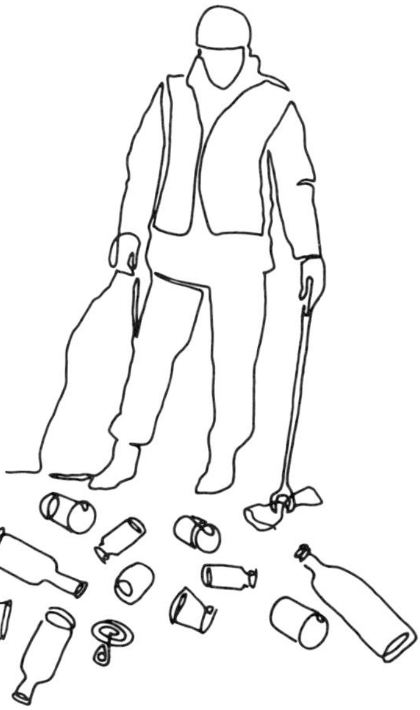

做什麼，或者純粹對我們表達感謝。賴特的小組（其中許多人獨居）得到相同的反應：隨手丟棄的垃圾一再引發對話的火花。

當政府將戶外活動時間限制為每天一個小時，索爾福德的撿垃圾志工選擇利用這段時間，幫忙清理街道上的速食包裝紙、啤酒罐和煙蒂。撿垃圾帶來意想不到的小樂趣之一，就是它幾乎立即讓人產生自豪感。不同於其他活動，撿垃圾可以立即見效。賴特將之描述為「一種良好的感覺……有益於環境，也對你有好處」。

我們知道垃圾會危害野生動物。動物和鳥類會被玻璃和金屬罐割傷，牠們的頭部會卡在罐子裡、被六罐裝的塑膠套纏住、在塑膠袋內窒息、吞下有毒廢棄物和乳膠氣球、被口香糖黏住、被橡皮筋噎住等。「英國皇家防止虐待動物協會」每年接到七千多通的求助電話，要求協助處理因垃圾造成的動物受傷或中毒事件。我們所收集的每一件垃圾都關係重大。對於因生態問題而飽受焦慮之苦的人士來說，走路撿垃圾提供了一絲有力的希望。

環境心理學家懷爾斯博士（Dr Kayleigh Wyles）進行了一系列走路淨灘實驗，證實了「撿垃圾」這個行為的存在力量。在為期一週的淨灘活動中，三組學生被分配到三個不同的海灘區域。第一組沿著海岸小徑行走，第二組調查岩池，而第三組邊走邊撿垃圾。在海岸小徑上步行的小組報告說，他們獲得最大的平靜感，而淨灘組則獲得最大的意義感和目的感。[2]

同時研究顯示：「**垃圾會招來垃圾**」。如果人們開車經過的路旁已經堆滿了薯片袋，他們更容易將薯片袋扔出車窗外。就此而言，清理垃圾所取得的成果遠遠不止於讓海邊變得乾淨、讓野生動物安全——還可能改善人類行為。

有個長達四十年的研究發現，**擔任志工比我們想像的更能得到療癒感。經常做志工的人，身心都比較健康：他們較少憂鬱、更有自尊，血壓和死亡率也較低。**[3]此外，擔任志工能讓大腦保持敏銳。根據牛津大學出版社二〇一七年發表的研究[4]：志工比非志工擁有更好的工作（短期）記憶和更好的資訊處理能力。

最後、但相對重要的一點是，**大腦會因為我們做好事而給予獎賞，慷慨地產生多巴胺。**多巴胺是一種讓人感覺良好的大腦化學物質，會產生輕微的欣快感，神經學家稱之為「助人的快感」，一件最簡單的事情就能引發這種感覺——路人感謝我們幫忙撿垃圾，或者在撿完垃圾之後，滿意地看見一大堆垃圾被收集起來而順利清運。這證實了邊走邊撿垃圾能讓我們在許多方面感覺良好，同時有利於野生動物、環境和我們的社區。極少有散步可以聲稱擁有如此巨大的成就。

操作技巧

■ 加入當地的環保志工隊，依據喜好找機會與同伴社交或單獨行動。

■ 你所處的地區沒有這類志工組織？不妨你自己組織一個，用茶和蛋糕或燒烤來慶祝你的第一次撿垃圾步行。

■ 一個人行動？播客、有聲書或 thewalkgame.com 之類的應用程式都是很好的夥伴。使用單邊 AirPod／耳機，以便能聽見迎面駛來的汽車聲。

■ 穿著醒目的夾克（或鮮豔衣服）、橡膠手套和／或索取、借用或準備一支垃圾夾。

■ 帶兩個垃圾袋，一個裝可回收垃圾，另一個用於垃圾掩埋場。

■ 想幫忙卻無法面對撿垃圾這種事？可以利用 Charity Miles 等應用程式在步行時籌集公益資金。

■ 我們都看過一個名場面：查爾斯親王帶著威廉和哈利兩個小王子去撿垃圾做環保。如果王室成員都能拾起垃圾……其他的應該不用我多說了。[5]

第17週 跟著河流走

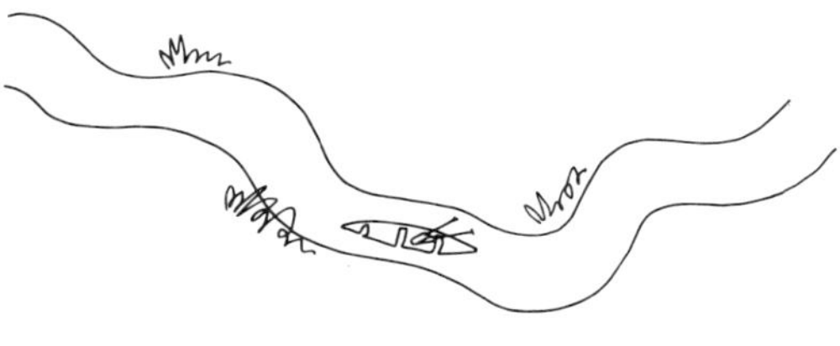

一九五一年，旅遊作家克拉拉・薇薇安需要從一連串的個人挫折中恢復過來，她選擇了一路跟著河流走。「我真的會在隆河（River Rhône）迷失自我嗎？」她問。「丟掉這個變得可憐、沮喪、感到幻滅的人？」巧的是，薇薇安欣喜若狂地完成了四百六十二英里的河畔漫步，她的幸福感完全恢復了[1]。

河畔散步不一定非得漫長或狂野無比。一九三五年十月三十日，作家尼恩（Anaïs Nin）在日記寫道：「沿著塞納河漫步……我很高興能夠親近這條河。」[2]跟隨著河流走，到底是什麼原因讓我們感到如此快樂？

儘管對藍色空間（有水的景觀）的研究落後於綠色空間的研究，但是我們天生對水的熱愛——從湖泊到噴泉，從海洋到河流——許多世紀以來一直為畫家、詩人和園景設計師所知曉。如今，科學證據終於跟上來，幫助我們理解為何水讓人既興奮又放鬆，以及為何水的存在真的具有治療的特性。

二十五年前，研究人員發現，有流水的景觀對路過者的情緒具有恢復作用。[3]是因為水聲嗎？水表面反射的光線？靠近潛在的飲料和食物（魚）？或者只是因為我們靠近水的時候，身體變得更活躍？我們仍然不完全了解為什麼親水會讓我們感覺良好，但如今技術精密的研究利用行動健康感測器，來記錄有關我們的心率、血液中壓力生理指標水平，以及大腦變化的數據。得到的結果十分明確：**水的存在讓許多人感覺平靜**。水似乎有助於平復二十一世紀生活方式所造成的壓力和過度刺激。

研究顯示，女性在看著水時，能完成更長時間、更激烈的運動計畫，花更多時間親水的人會感到比較快樂和不抑鬱，[4]而且相較於聽音樂或保持安靜的女性，聆聽流水聲的女性所分泌的壓力激素皮質醇較少。[5]

當然，其他因素也可能發揮作用：流水附近的空氣污染較少；水聲掩蓋了加劇的城市噪音；經常在水邊活動——無論散步或從事水上運動——可能有助於提升幸福感；水具有冷卻作用，能減少高溫造成的不適。

倡導「注意力恢復」理論[6]的人認為，**在提供規律性而不單調的空間中，我們的思緒更容易放鬆——結合了新奇和可預測元素的景觀**。可預測性（例如河水不變的流動）讓大腦放鬆，而新奇的事物（漣漪、魚的突然躍起、搖曳不定的倒影）則使我們的注意力集中和投入。這種規律性和新奇性的完美結合，讓疲憊過勞的大腦恢復活力，讓我們立刻就感到精力充沛和平靜。凝視如玻璃般的河面時，我們的思緒放空，正如冥想的效果。

尼科爾斯（Wallace Nichols）在他的《藍色心靈》（*Blue Mind*）一書中表示，河流名列「讓大腦恢復活力的完美景觀」，排名僅次於海洋。每個人都有自己的心頭好——對我來說，跟隨著河流走，絕對是我最喜歡的散步方式，無論是夜間的短程漫步還是長途跋涉。河邊漫步最不需要導航和看地圖，使之成為極適合獨自徒步旅行或以談話為主的社交漫步。這並不意味著我們可以完全封閉自我：河流會以意想不到的方式測試我們的認知能力（穿越蜿蜒曲折、不斷變化的河岸和低垂的柳樹），使得河濱漫步對大腦同等有益。

近來研究指出，在有水的情況下，我們會感覺更無私心、樂於助人利他，並體驗到更深刻的歸屬感。研究人員尚不清楚原因，但我總是發現在河邊散步特別具有社交性，不僅因為有遛狗者、釣魚者和單車騎士（他們喜歡曳船道*的平坦輕鬆），還因為此處進行的水上活動——從划船者到船屋和野外游泳者。**河流**——和運河——**既給人一種平和安寧**

*譯注：舊時河流或運河畔，用馬拉縴船隻時走的路。

感，還有和別人產生聯繫的感覺，那是一種你並不孤單的感覺。

我們會感覺「有人陪伴」，不僅僅因為在河邊遇見更多的人：在長時間的河濱漫步中，河流本身也成為我們的夥伴。雖然沒有經驗數據來支持這個說法，但許多作家和旅人都證明了與河流成為朋友的奇怪感覺。我自己也有過這種體驗。就許多方面而言，河流是無與倫比的嚮導，而且說來奇怪，它也是我們步行時最好的夥伴。

鄉間的河流與小溪縱橫，往往有許多野生動物出沒。查出附近的所有路線並規劃適合你自己的路線。可能的話，指定一些較長的路線。從一整天的健行開始，然後考慮一個週末的行程——兩天的河濱漫步只需要攜帶一套換洗的內衣和一把牙刷。

接著，試著規劃一條路線更長的行程——現在許多大河都有專用步道，沿途還有住宿點。隆河、泰晤士河和愛爾蘭的巴羅河（River Barrow）都可以從源頭一路走到出海口。許多河流和運河也都有美麗的河段，可以輕鬆地穿行於城鎮間。

河濱漫步不限於鄉村地區。各地的城市和鄉鎮總歸會被河流或運河所貫穿連接，而且往往有豐富的發展歷史。

如果你不排斥，不妨順便泡一泡河水。令人驚訝的是，快速跳入冷水中會增加幸福感。寒冷會活化皮下的溫度受器，觸發腎上腺素和讓人感覺良好的內啡肽的釋放。印度班加羅爾（Bangalore）的研究人員發現，浸泡冷水一個小時，可使多巴胺水平增加達百分之兩百五十。二〇二〇年十月，英國廣播公司（BBC）發表了世界上第一個針對冷水泳者所做的研究，發現他們每個人的血液中都含有一種「冷休克蛋白」，已知可以延緩癡呆症的發作。[7]

操作技巧

- 河流可能會騙人，漫長的蜿蜒意味著漫長的步行。走的時候，考慮使用地圖或應用程式。
- 超細纖維毛巾對於在河中划船或游泳很有用。下水游泳前，可以利用theriverstrust.org 上的互動式地圖查看英國河流的污染程度。
- 帶上雙筒望遠鏡（河流是許多野生動物的棲息地）和太陽眼鏡，以防在艷陽天裡受河水眩光的影響。

第18週 帶狗狗散步

一八六三年，一位名叫瑪麗・艾爾（Mary Eyre）的約克郡女子做了一件維多利亞時代婦女極少贊同的事。她獨自穿越偏遠的庇里牛斯山脈，循著古老的山路網從法國走到西班牙，只帶了一個小防水袋。在當時，這對於一個無人陪伴的女子來說，這樣的徒步旅行可說極度危險。但是瑪麗並不害怕，因為她有個同行夥伴——一隻小小的蘇格蘭㹴犬，她說牠是「我漫長孤單的漫步中的守護者」。[1]

帶著狗和不帶著狗散步，是兩種截然不同的體驗。十四年來，我每天和一隻精力旺盛的拉布拉多一起散步兩次，這帶給我一些在她死後仍持續了許久的習慣。有好幾個月時間，沒有她走在我的身邊，我感到非常難過和有些奇怪。如果我已經沒有狗狗可以跟著小跑步，為什麼我仍然在黎明時分準時跳下床，如此熱中於步行？我認為這是她留給我的遺產——我的狗送給我每天走路當作禮物，而我會儘可能永遠珍惜。

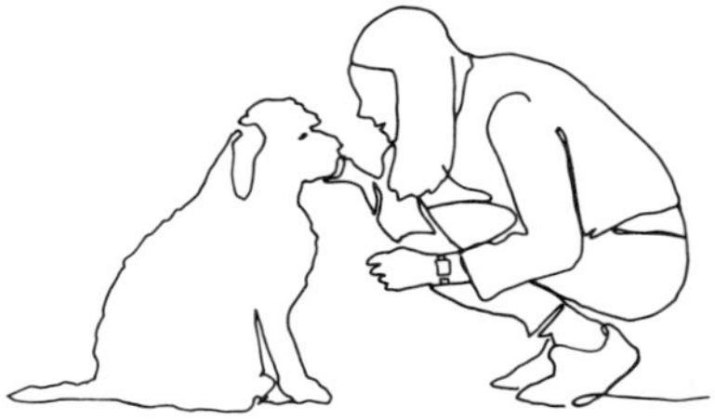

當然，並非所有的遛狗經驗都相同。遛一隻精力旺盛的小狗，迥異於遛一隻年紀很大的老狗；遛吉娃娃也不像遛邊境牧羊犬那樣。首先，不受妨礙地行走與狗狗乖乖地緊跟腳邊，跟狗狗突然失控衝向迎面而來的汽車，感受截然不同。但有件事是肯定的：有養狗的飼主（「同伴」是更好的用語，但為了語意清楚，我用飼主來稱呼）通常比沒有養狗的人更有機會頻繁的步行，步行時間也更長。「萊西效應」（the Lassie effect）[2]顯示，飼主與狗的連結越緊密，他們一起散步的次數越多。

對於那些想遛狗、但不一定想養狗的人來說，社會機構提供許多可行的方案，從borrowmydoggy.com網站上的「當地狗狗共享計畫」，到在當地流浪狗收容所或救援信託機構當志工——任何人都不應該只為了能多走路而去養狗。

二〇〇六年在澳洲和德國進行的研究發現，長期飼養寵物的人，就醫的次數要少得多，而且似乎更健康。[3]這可能是因為養狗所需的額外身體活動所致。例如，我們知道狗飼主每天都會額外多活動個三十分鐘，此外，他們也必須比其他人更常做提舉、伸展和彎腰動作——給狗餵過食物和水的人會知道。

所以不出意料，瑞典對三百多萬成年人所做的研究發現，養狗意味著降低因任何原因死亡的風險。如果飼主獨居（除了他們的狗之外），風險還會進一步下降，這表示**陪伴對於健康情況扮演著神秘的角色**。獨居者通常比多人同住的群體，面臨了更高的死亡風險——但如果他們與狗一起生活，情況則不然。相較於不養狗的人，養狗者的膽固醇水平和血壓比較低，這可能是他們額外走了更多路的結果。[4]

生活中有狗陪伴，不只能改善身體健康。我們知道，撫摸狗狗會提升催產素（所謂「愛情激素」）水平並降低皮質醇（壓力激素）水平。一項針對住院兒童的實驗發現，親近治療犬可以減輕壓力和焦慮。[5]此外，如果有康復犬參與其中，中風後進行復健的年長者能夠有效地重新學會行走。[6]

還有——對我們體內微生物群的研究顯示，那些和狗狗待在一起的人，腸道裡有更多樣化的細菌，這會提升免疫力。如同某美國媒體報導打趣地說：「寵物是一種新的益生菌嗎？」[7]

更重要的是，較年長的狗主人，大腦似乎也更健康。這是怎麼回事？心理學家列維廷（Daniel Levitin）在《改變心態：神經科學家的好好變老指南》（*The Changing Mind: A Neuroscientist's Guide to Ageing Well*）中解釋道，**健走對於保持大腦的年輕至關重要**：我們在健走時，會一再遭遇需要某種形式的認知導航的情況——必須低頭躲閃的樹枝、必須避開岩石和泥巴、必須避開不想打擾的野生動物，以及必須穿越的道路……還得進行「數百次微調」。我們還得做無數次微小的決定，例如雙腳如何輕鬆著地、是否調整身體角度以獲得更好的平衡等……所有這一切都讓大腦保持運作，並在過程中保護它。

任何帶著狗散步的人都知道，當我們還得預測和協調狗的反應，我們就必須做出更多的地理導航決策和微調。因為，我們不只為自己做決定，也要為狗狗做決定。

狗主人的大腦比較健康，可能也是遛狗帶來社交活動的結果，通常涉及與其他遛狗者交談。這或許揭露了一個近來令人費解的發現：養狗的人具有更高的自尊心。[8] 對狗負起責任，會不會賦予我們更大的使命感，從而增強自我價值？同時，養狗家庭的孩子與同儕相處的問題較少，說明狗狗可能有助於兒童的社交情緒發展。[9]

當我回顧多年來與愛犬的散步時光，我清楚記得她待在戶外時的興高采烈、不斷嗅探一切的好奇心。她對活動身體展現了純粹的喜悅——快跑、跳躍、疾走。在她生命最後幾個月，她雖然步履蹣跚但仍充滿了快樂。她以同樣的熱情感染了我，幫助我完全融入當下。在許多方面，是我的狗教我如何散步，而非我在教她。

並非每個人都有足夠的空間、閒暇或收入來養狗。再者，不帶著狗散步也有許多樂趣：我們可以爬過柵欄，無憂無慮穿過散布羊群的原野，瞥見更豐富的野生動物，走路時不必撿拾狗便便。然而，如果艾爾沒有她的小狗——她的守護者和同伴——她能走完庇里牛斯山嗎？我對此抱持懷疑。

操作技巧。

- 在你決定養狗之前，先從朋友、親戚那裡或狗狗共享計畫借一隻狗來體驗。
- 事先查看路線：並非所有的步行路線都適合狗狗。
- 為了享有擺動雙臂的完整好處（參看〈第二週：改善步姿〉），確保你有空出手、放開狗狗牽繩的時候。
- 狗糞便會危害環境和某些野生動物——務必帶回家，或丟在標示的狗狗廢棄物垃圾箱。

第19週 林間漫步

一九六〇年，一群做日光浴的科學家正在翻閱他們最喜歡的雜誌，突然從海邊的白日夢中驚醒過來。八月號《自然》期刊登載了一篇名為「大氣中的藍色霧霾」（Blue Hazes in the Atmosphere）的論文，作者是鮮為人知的荷蘭生物學家溫特（Frits Warmolt Went）。

這個悠閒的標題粉飾了激進的內容：溫特假定我們所見到的霧霾，只不過是樹木和植物所產生巨大的分子和氣體雲。當光照射到這些分子會發生散射——這個過程稱為「瑞利散射」（Rayleigh scattering）——留下藍色、棕色和白色的霧霾，深受十五世紀風景畫家的喜愛。

俄國生化學家托金（Boris Tokin）已鑑識出由植物所產生、用於保護自身的化合物，並創造出「植物殺菌素〔音譯芬多精〕」（phytoncides）一詞。然而，是溫特最早明白這

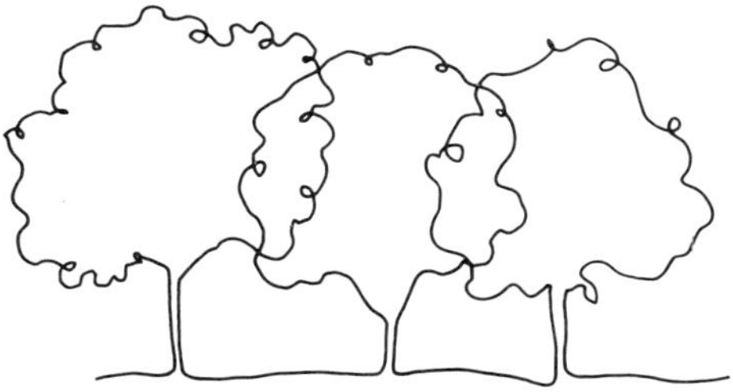

些排放量規模之巨大，更別提它們對地球大氣層的影響——溫特領先其時代好幾十年。然而，他的研究工作停滯不前，直到新的技術讓科學家得以測量和分析這些極其複雜的化合物。

我們才剛開始了解植物驚人的潛力，並提出問題：樹木的排放物，能否解釋我們在林間行走之後感覺更舒服的原因？我們不僅感覺舒服，而且變得更健康。東安格里亞大學（University of East Anglia）的研究涉及二十個國家、超過二億九千萬人的報告數據，發現一個人長時間待在天然綠地，對健康有明顯且廣泛的好處，包括降低以下風險：第二型糖尿病、心血管疾病、過早死亡、高血壓和壓力。[1]

林地是現今的焦點。芬蘭研究[2]發現，成年人（尤其是健康中年女性）在林間行走後，幸福感立即提升了。從林地漫步回來的受試者，皮質醇水平（壓力標記）明顯下降，而唾液中的皮質醇濃度也大幅下降了。這結論在日本早已是老生常談，日本人稱之為「森林浴」，他們最早發現林間行走可以降低血壓、心率和壓力水平，以及減少發炎[3]並提升免疫力。

受益的不僅是身體。「巴塞隆納全球健康研究所」發現，居住在綠蔭地帶的人，思維比較敏銳。[4]英國研究員在十年間檢測了六千五百人的大腦，並將結果與顯示社區綠化程度的衛星圖相關聯後，呈現出類似情況：生活在林木茂密區的人們，認知能力下降的速度較慢。

但是，這不僅關乎我們的居住地。一項針對五萬名青少年學生的研究發現，在靠近樹木的地方接受教育的學生，無論他們住在哪，都能取得更好的成績。顯然，科學家才初窺樹木深具治療作用的門徑。[5]

有個價值數十億美元的問題：為什麼樹木會對人類生理和心理產生如此強大的影響？某些科學家明確聲稱是「萜烯」的關係，這是植物的葉、莖、根和樹幹中產生的強效植物殺菌素。大多數的萜烯研究都是在培養皿或嚙齒類動物的身上進行，但這些研究前景可期。

許多萜烯具有強大的抗發炎作用，包括 a- 蒎烯（見於針葉樹和迷迭香）、γ- 松油烯（見於桉樹和白千層樹）和 d- 檸檬烯（見於薄荷、七葉樹、尤加利樹、杜松和黑胡桃木）。d- 檸檬烯也被證明可以降低老年人的血糖和胰島素水平，比抗憂鬱藥物更能有效提振憂鬱症患者的心情。[6]

檜烯（山毛櫸中產量最豐富的萜烯）被發現也具有抗發炎作用。芳樟醇（見於薰衣草和樺樹中）降低老鼠肺部發炎程度的效果極佳。有幾種萜烯能抗癌，特別是見於松樹的萜烯；其他萜烯則有強大的抗氧化作用，例如見於楓香的莰烯。有些萜烯似乎能保護神經，例如葎草烯（來自膠冷杉）。

待在林地也可以改善我們體內的微生物群。醫生早就知道在野外環境長大的孩童，他們的體內擁有更豐富、更多樣化的微生物群，而芬蘭科學家對此進行了測試。他們在城市托兒所的操場上設置了一片種植喬木和灌木的林地，讓孩子每週可以在那裡玩耍五天，每天一個半小時。研究人員對孩童的腸道和皮膚進行了微生物測試，並與一般托兒所的孩童進行比較。

四週之內，在林間玩耍的孩童的微生物就變得更加多樣化。尤其這些兒童皮膚上發現了大量來自 γ 變形菌綱的微生物，這種菌株對免疫力至關重要。[7] 實驗說明了這些兒童接觸林地的時間越長，免疫系統就變得越強。

但是，別讓科學給蒙蔽了。森林的存在並不是為了照顧人類健康：它們是神奇之地，擁有非凡的春季美景，是奇妙的野生動物和令人難以想像的地下真菌群的家園，所有這一切都存在於一個複雜且神奇的生態系統中。輕輕地踩踏、靜靜地移動，感受芬芳的空氣在皮膚上湧動，以及竄入鼻孔的萜烯香味。極少有地方能像黎明或黃昏時的林地那樣迷人……

操作技巧

- 落葉林比常綠林更具有季節性：冬天光禿禿的枝椏開拓出新的美景，而秋天絢麗耀眼的色彩改變了森林的樣貌。
- 研究顯示，碰觸有機的景觀物質，可以立即增加皮膚上變形菌（包括γ-變形菌）的多樣性。因此請脫掉手套，讓雙手派上用場。
- 常綠樹提供更豐富的萜烯：為了獲得充分的效果，走路時要深呼吸。試著擦拂過樹木或揉碎不同樹木（橡樹、山毛櫸、樺木、胡桃木）的葉子，聞聞它們的氣味，營造林地氣味步行的感覺。
- 不同的林地會產生不同種類和數量的萜烯混合物，因此請變換你的林地步行路線，在一天和一年當中的不同時間造訪。
- 兩小時的步行，就足以明顯增加我們的「自然殺手細胞」（免疫系統中攻擊病毒和腫瘤細胞的細胞）。同時，「森林浴先驅」李卿博士所做的研究發現：在林地待上三天，能使自然殺手細胞增加達百分之五十。[8]
- 如果可能，最好每週進行一次森林漫步。根據發表於《美國生活方式醫學期刊》（*American Journal of Lifestyle Medicine*）的一項分析說明，待在林地的影響，將持續一整個星期。[9]

- ■ 藉由自己種植樹木或捐款給當地林地慈善機構，來幫助增加林地的面積。你也可以透過 Forest Carbon（www.forestcarbon.co.uk）等計畫購買樹木，來抵消碳排放。
- ■ 尋找植物園（和松樹園），裡面通常包含許多樹種。
- ■ 當你略知一二後，樹木和林地會變得更加迷人。購買一些關於林地科學的書籍來大開眼界（參看書末收錄的「推薦書目」），並下載野生動物應用程式，它可以幫助你辨識動植物。

第20週
走路幫助記憶

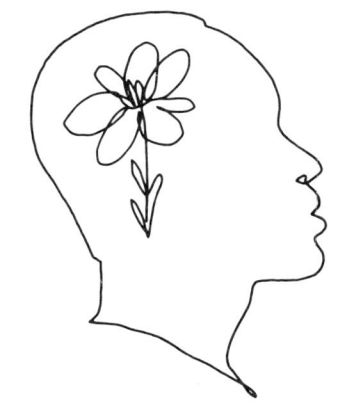

十年前，德國和美國的心理學家開始思索：步行可能比坐著閱讀、注視螢幕或一組閃卡更有助於增進記憶力。

德國心理學家[1]發現，無論孩童或成人，步行時的工作記憶（回憶新學到事物的能力）都比坐著時更好，而且在孩童身上成效更為顯著。而當受試者自行設定步行的速度，記憶力會進一步提升。

研究人員沒有給出解釋，但與此同時，美國正在進行一項類似的實驗。[2]加州州立大學和伊利諾大學的心理學家招募了八十名學生，要求他們學習一長串名詞。有些學生在步行十分鐘之後才開始學習；有些學生在學習之後、接受測驗前步行了十分鐘；其他人則在學習和接受測驗之前，靜靜坐著看風景圖片。其中，某組學生的測驗成績遠遠超過他組，他們回憶起所學名詞的數量，比別人多出百分之二十五。這組學生在開始學習

之前，步行了十分鐘。心理學家的結論是：在學習之前步行十分鐘，可以提供「記憶優勢」。

近十年間，我們對於記憶和運動的理解急速增長。在一次令人充滿活力的散步之後，我們常感覺身心變得更健康，有些科學家將這種感覺歸因於內源性大麻素——當我們從事消耗大量體力的活動後，身體所產生的微小分子。這些分子在血液中循環，穿過血腦屏障，以一種我們尚未完全了解的方式與細胞受體結合。

對於極其複雜的細胞訊號「內源性大麻素系統」的早期研究，已經將其與我們的睡眠、快樂感、繁殖、形成肌肉和重建骨骼等能力關聯起來。然而，近來研究也發現內源性大麻素系統和記憶力的關聯，因為這些極小的分子也會和海馬迴中的受體結合——海馬迴是負責處理和儲存記憶的腦區。

當我們快步行走，內源性大麻素水平會升高：一些神經科學家認為內源性大麻素可以促進大腦的可塑性，有效使大腦能夠重新連結。最近的研究試圖將之與我們的步行速度關聯起來，並提出了一個問題：「如果我們走得快一點或慢一點，我們的記憶力是否會因此改善？」

答案是……兩者皆是。不同的步行速度會觸發不同類型的記憶。一個瑞士神經科學家團隊發現，三十分鐘的適度運動（相當於在平坦地面上快走）可以改善聯想記憶[3]，而高強度的步行（相當於上坡快走十五分鐘）會顯著增加內源性大麻素的水平，大幅增進回想能力。

另有研究發現，短短十分鐘的慢走，就能產生一種效果：改善不同記憶路徑之間的溝通。同時，瑞典一項研究聲稱，即便只是步行個兩分鐘，也會對年輕人的學習和記憶產生正面的影響。

感到困惑？不必要……如果你正在為需要簡單回想的考試做複習，不妨考慮來幾趟超強力或上坡的步行。如果你需要運用聯想記憶（例如將概念與名字和臉孔聯想起來），請將快走也包含進來。最重要的是，以不同的速度行走，而且無論如何要有兩分鐘的上坡。可以的話，在複習期間的不同時間點散個步——開始前、中間（或每個小時）和結束之後。在每種情況和每種速度下，記憶的不同部分都會被活化。

此外，幫助我們儲存和整理記憶的，不只是步行的時機和速度，行走的方向也會產生影響。許多研究都認為運動和記憶有關，但有個更深入的研究：倫敦羅漢普頓大學（University of Roehampton）的心理學家阿克森蒂耶維奇博士（Aleksandar Aksentijevic）招募了一百一十四人來參與六個不同的記憶實驗。在觀看一段犯罪影片、一份單字清單或一組圖像後，受試者會來回走動或坐著不動，然後被詢問他們所看到的內容。

無論是哪一項，來回走動的人都比坐著不動的人更能回想起訊息和過往的事件。這些實驗不約而同證明：**來回走動會強化記憶力**。平均而言，當受試者停止走動之後，記憶力的增強會持續個十分鐘。阿克森蒂耶維奇博士將動作所引發的心理時間旅行效應（mental time travel，或稱時間統覺）稱作「助記時間旅行效應」（mnemonic time-travel effect）。[4]

我們知道維持敏銳記憶力的確切原因，但後來的研究揭露了一個較不明顯的激勵因素。研究人員發現，能回想起令人振奮的記憶的人，更能夠應付壓力。研究人員表示，**回想正面經歷和品味的美好回憶，能幫助我們以更強大的情緒韌性面對帶來壓力的情況**。[5]

我們不知道步行能否像幫助我們回憶最近學習到的事物那樣，幫助我們保留住舊的記憶，但神經科學家一致認為步行可以防止記憶萎縮：二〇一〇年的研究顯示，最熱中於步行的人（每天走路超過一英里以上）在往後的生活中擁有強健的記憶力，使記憶喪失的風險降低了一半。[6]同時，二〇二一年對於記憶喪失的患者（五十五歲以上）所進行的研究發現，步行計畫可以改善思維能力，並由此推論：定期運動可能會減緩阿茲海默症的病程進展。[7]

操作技巧

■ 你正在準備考試？不妨讓定時散步成為複習計畫的一部分，即便只是更換不同科目的間隙，進行兩分鐘的溫和散步。

■ 混合不同速度的步行，效果更好。

■ 發表於《腦研究》（*Brain Research*）期刊的報告[8]發現，短時間的運動（例如快走）可以提升注意力，而且效果能持續一個小時。因此，可以考慮在一個小時的工作時間中，穿插若干次短程的快走。

■ 如果在回想事情時有困難，試著反向行走。

■ 不要過度劇烈地運動：二〇一七年的一項研究發現，即使只是短時間的劇烈運動，也會導致「言語記憶、即時喚回記憶和延遲喚回記憶的衰退」[9]，原因可能是因為隨後的疲勞所造成。所以，步行是完美的強度！

第21週 鍛鍊好奇心——走在地脈上

一九二一年夏天某個溫暖的午後，沃特金斯（Alfred Watkins）站在赫里福德郡（Herefordshire）的山頂上欣賞風景。這是他熟悉的風景——他不僅一生都在這裡生活和工作，還是一位才華橫溢的風景攝影師，同時也是敏銳的業餘考古學家兼熱中的博物學家。

然而那天，沃特金斯（一個以好奇著稱的人）第一次看到他先前從未注意過的東西。他的目光從風景轉到地圖上，覺察到一條未被辨識出來的直線，這條線將他所在的山頂與許多古代遺址連接起來——彷彿一個接著一個似的，串在一條直線上。

這是個頓悟，一個改變他人生軌跡的「突然的啟示」。沃特金斯跑回家，開始將鋼釘插入地圖上的「照準點」，繪製直線，並且獲得了驚人的結果！他堅稱歷史上的重要地

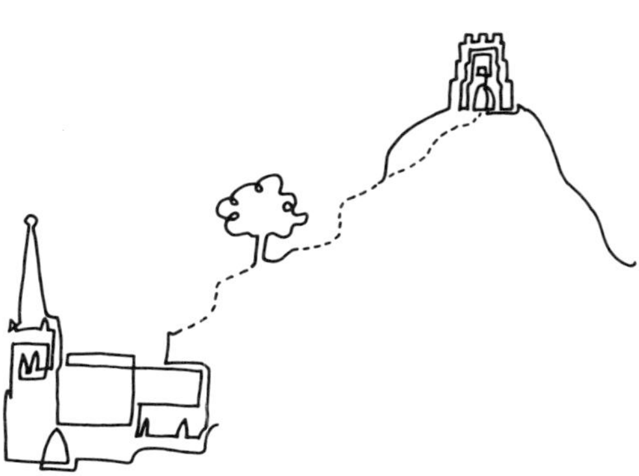

點——從城堡和教堂到山口和史前巨石柱——都是沿著單一直線分布，這些直線在幾千年前陸續發展成了貿易或宗教路線。

沃特金斯創造了「地脈」（ley lines）一詞來描述這種排列模式，並認為一個地脈至少由四個明顯的地標構成。起初，他在地圖上辨識出這些地脈，但隨後沿著地脈行進時，他經常發現其他的「照準點」。他相信從溪流和泉水到古老堤道的碎片，所有這些都表明這些路徑是我們的遠祖曾經走過的古老高速公路。

他的想法——日後在兩本書[1]中被完整地闡述並出版——從一開始就招致爭議。但真正的爭議出現在他死後的三十年，那時一九六〇年代的新世紀者將地脈重新想像成史前先祖知曉、但如今失傳的秘密能量網絡、地球能量線和宇宙奧秘，而不再是幾段原始的步道。

對許多人來說，這一步跨得太超前了，沃特金斯和他的地脈理論遭受到嘲笑和誹謗。沒有科學證據可以證明地脈的存在，但近來有作家指出，沃特金斯的地脈線經常與中世紀的朝聖者路線、地下溪流的水道，或早已消失的送葬路徑相重合。[2]

無論地脈線是否循著送葬路徑、能量磁力線、貿易或朝聖步道發展，這件事在很大程度上的確無關緊要。但踏在地脈上，就是帶著好奇心在行走。繪製和追蹤地脈可以鍛鍊我們的好奇心，提出一個又一個問題，引領我們去解讀景觀的歷史與精神，探尋建築物、地質、地理、地名、植物生態、隱藏的溪流，和早已不復存在路徑之間的連結。

過去幾年裡，神經科學家對好奇心進行了研究，並取得具有啟發性的結果。卡迪夫大學（Cardiff University）的「動機與記憶實驗室」負責人格魯伯（Mathias Gruber）進行了一項實驗，來檢視好奇心、學習和記憶之間的關聯。他發現，對某個主題產生好奇心的人，更能好好地學習和記住隨後出現的不那麼有趣的主題。

腦部掃描顯示，最初的好奇心會激發海馬迴的活動，在之後很長一段時間內持續放電，幫助處理後來的訊息和記憶。「好奇心會影響記憶，」格魯伯解釋：「使得大腦處於能夠學習和保存任何類型資訊的狀態。」[3]

早期研究將更廣泛的好奇心與個人成就關聯起來；奇怪的是，那還包括了二十四小時的時間差。因此好奇心的激增，會帶來持續多一天的「意義感和生活滿足感」。[4]

根據心理學教授卡什丹（Todd Kashdan）的說法，好奇心是「尋求幸福最可靠和最被忽視的鑰匙」，讓我們能去體驗發現、快樂和喜悅。[5] 卡什丹的研究也顯示，好奇心有助於我們適應生活中的壓力，強化情緒韌性。

心理學家埃格爾（Edith Eger）就將她在奧斯威辛集中營的死裡逃生，歸功於她保持了好奇心。她解釋說，「好奇心讓我存活了下來……我一直想知道接下來會發生什麼事。」[6]

好奇心似乎還能保護身體：一九九六年，科學家對一千名成年人所做的研究發現，好奇心強的人壽命更長，無論他們是否吸菸或患有任何疾病。此外，好奇心較強的人，比較不容易罹患高血壓或糖尿病。強烈的好奇心不僅有益於健康和幸福：好奇的人似乎——這或許不奇怪——也會擁有更令人滿意的人際關係和婚姻。[7]

因此，請暫時放下任何懷疑和論斷——保持開放的心胸，是好奇心的先決條件！你可以利用測繪和踏行地脈，來開發你與生俱來的好奇心。

操作技巧

- 首先利用沃特金斯的技巧，在地形測量地圖（你需要儘可能詳細的地圖）上標記一個有意義的點，無論是人工的還是自然事物。用尺或任何可以拉直的東西，在第一個點和其他有意義的點之間劃上一條線。最少四個點，就可以將任何線段變成地脈。
- 沿著這條路線行走，留意沿途未被標記在地圖上的明顯的點。
- 密切注意：通靈者可能能感覺到腳下地脈的磁能脈動。

- 遵循地脈獵人已經設計好的路線，去研究調查書籍、網站、部落格、YouTube 貼文和搜尋地脈的團體。
- 攝影（尤其是空拍）能幫助辨識地面上可能看不到的有趣的點、形狀或線條。
- 有一些地脈獵人嘗試將他們辨識出的「重要點」與全球性地標（中國長城、埃及金字塔、馬丘比丘）對齊，從而上了一堂引人入勝的地理課。

第 22 週 安靜行走

十年前，科學家發現暴露在噪音中的老鼠，牠們的海馬迴會停止產生新的神經元，而海馬迴是與記憶和學習有關的腦區。[1]而在另一個實驗中，科學家發現每天給老鼠兩小時安靜的環境，牠們的海馬迴會長出新的神經元。[2]這其實是個簡單的結論（無論如何對大腦來說，噪音＝壞，安靜＝好），不該讓人意外。

早在一八五九年，南丁格爾（Florence Nightingale）就在《護理筆記》（*Notes on Nursing*）中寫道，「不必要的噪音對病人或健康者來說，都是最殘酷的護理缺失。」歷史證明她是對的。同時，在最新的噪音研究中，人類取代了囓齒類動物成為研究對象，產生了意想不到的結果。

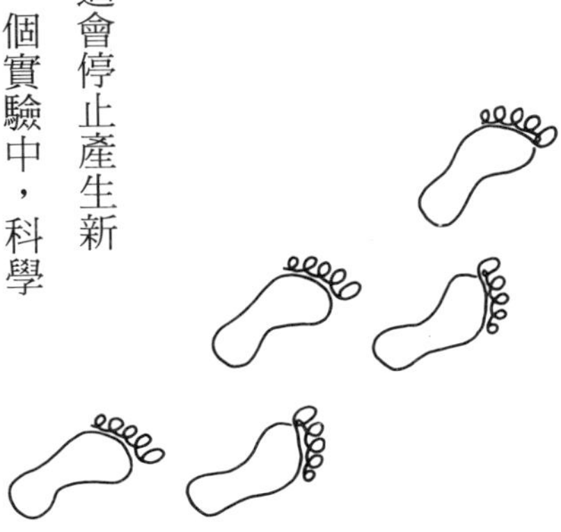

瑞典研究發現，暴露在交通噪音中的人更容易發胖，尤其是暴露在鐵路和飛機噪音中的人，「肥胖風險特別高」。一項針對三十八萬名加拿大人所做的研究發現，交通噪音

與糖尿病有明顯的關聯，而在希思羅（Heathrow）航線下方的學校中受教的學生，他們的記憶力和閱讀理解能力，都遜於處在安靜學校的學生。密西根大學的報告發現，生活在噪音中的人，罹患阿茲海默症的機率高出了百分之三十六。[3]

噪音也和睡眠障礙、心臟病、糖尿病、聽力損失、高血壓和壓力有關。長時間或巨大的噪音終將導致聽力損失，而當噪音傷害內耳中的毫毛，我們的聽覺能力就會永久受損。

世界頂尖的噪音專家史坦菲爾德（Stephen Stansfeld）教授認為，即使是我們已經習慣（而且再也聽不見）的噪音，也會影響我們——悄悄進入耳朵，振動耳內小骨，轉變成傳遞到大腦的電信號，觸發壓力激素，干擾脈搏、心率和血壓，打亂晝夜節律——即便在睡覺時。[4]史坦菲爾德建議民眾：一有機會，就待在某個極度安靜且令人心滿意足的地方。

好消息是，安靜能讓人恢復活力，而噪音則令人衰弱。針對住院病人做的研究發現：保持安靜比聽爵士樂更能有效減少疼痛感。二〇〇六年一項關於音樂的生理效應研究（目的在檢視人們對不同音樂類型的反應）發現，對受試者壓力標記影響最大的不是音樂，而是安靜。[5]安靜比舒緩撫慰人的音樂，更讓人感到放鬆。再者，如果在聽完一段音樂之後寂然無聲，會更加讓人放鬆。

換句話說，對比之下，安靜的效果反而更為強烈。俄勒岡大學的研究證實，**當噪音停**

止的那一刻，大腦的聲音處理單元不會就這麼暫停下來，而是會對安靜做出反應。[6] 原因是，當沒什麼東西需要聆聽時，就沒有聲音來打擾我們，我們的身體得以歇息，大腦也開始產生新的神經元，這個過程稱作「**神經再生**」。因此，安靜無聲的作用與冥想大致相同。

但無聲的步行，不代表我們就必須獨自行進。當我們安靜地與另一個人同行，會發生某種不可思議的事！如果我們喜歡我們的步行夥伴（或者，只是認為將來可能會喜歡他們），我們就會和他們步調一致，這稱作「步伐同步化」。日本研究發現，只要安靜地與陌生人一同步行，不到十分鐘就能建立起某種連結，表現成彼此步調一致，以相同的速度、步幅和節奏移動。

在這個實驗中，彼此不認識的受試者被配對，並被要求沿著一條安靜的小路並肩行走。偽裝成 GPS 裝置的運動位移感應器追蹤著他們腳步的同步化。對彼此第一印象比較好的配對徒步者，很快就達成相同的節奏。在默默行走了四分之一英里後，他們對彼此的印象進一步加深了，意味著某種非語言形式的溝通方式正在建立。研究人員驚訝地發現：「第一印象反映在走路的微妙動作中」，並指出：安靜地並肩行走，如何朝好的方向改變了陌生人之間的關係。[7]

當然，永遠不會有全然寂靜無聲的可能：即使在最安靜的地方，我們也能聽見自己的呼吸聲和腳步聲。但無噪音的地方是存在的——那些沒有吹葉機、交通工具、割草機、汽車警報器和飛機的地方。找出這些地方，關掉你的手機。觀察安靜無聲如何改變事物的聲音，也改變事物的樣貌。

作家馬修森（Peter Matthiessen）注意到在喜馬拉雅山，由於沒有噪音，光線變得更加強烈了。[8]

操作技巧

- 說到重新自我調整，不一定非得靠長途跋涉。在上述二〇〇六年的研究中，受試者只需要安靜個兩分鐘，身體就會放鬆下來。只要在安靜的地方，不使用手機，兩分鐘無聲的散步可能就足夠了。
- 抗拒聊天的需求：與同伴一起安靜地散步，能產生和任何談話一樣強烈的親密感。
- 不時停下腳步，閉上眼睛，只管……聆聽。
- 儘可能安靜地行走——額外的努力往往會強化我們的聲音意識。

第23週

高海拔步行

一九三〇年代，一群俄國科學家開始研究缺氧對人體的影響。幾十年來，鐵幕後的蘇聯研究人員對人類和動物進行了實驗，當中許多實驗和試驗是在高海拔山區營地進行，有些實驗則在高空試驗室、飛機或實驗室中進行。

研究人員檢視了連續缺氧和間歇性缺氧的影響，很快就知道儘管人體沒有足夠的氧氣就無法存活，但這些實驗還得到意外的結果，因此最終，他們對一種技術進行了微調，並將之命名為「間歇性低氧訓練」。間歇性低氧訓練涉及讓人體進入幾分鐘的缺氧狀態，繼而是幾分鐘的恢復。這種方法被用來幫助運動員、氣喘和癌症患者。

在俄國展開實驗六十年後，間歇性低氧訓練的研究開始出現在不為人知的醫學期刊上，儘管最早期實驗的細節都消失無蹤了。好奇的西方世界科學家風聞了這些蘇聯研

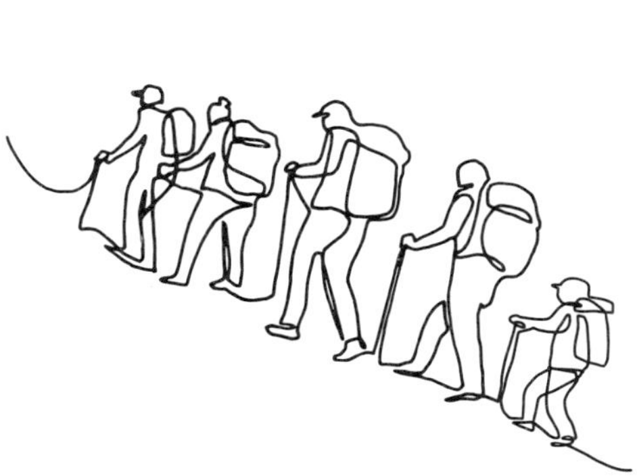

究，將它們翻譯出來，並繼續進行試驗。有個共識開始形成：中海拔（及輕度或間歇性缺氧）似乎會產生對人體有益的生化變化。

美國研究人員調查了海拔高度與慢性疾病之間的關聯，發現生活在一千五百公尺以上的人，通常比居住在海平面高度的人，壽命多出三年。深入研究後發現，生活在高海拔地區的人，尤其是女性，相較於海平面的同齡人，比較不容易肥胖，而死於心臟病的風險也低得多。[1]

在尼泊爾、印度和阿根廷，肥胖、心臟健康和海拔高度之間，也存在著相同的關聯。事實一再證明，生活在高海拔地區的人們似乎更健康。

高海拔地區的空氣稀薄，氧分子較少，因此身體會產生更多的紅血球和生出新的血管來補償氧氣的減少，這些血管可做為通往心臟的備用通道。生活在高海拔地區的人，他們的某些癌症和中風的發生率似乎也比較低。

研究顯示，比較稀薄的空氣可能會抑制食慾和促進新陳代謝，以及改善免疫力、心情、骨關節炎和胃腸道疾病。根據科羅拉多大學安舒茨醫學校區（University of Colorado Anschutz Medical Campus）「高海拔研究中心」主任羅伯特．羅奇（Robert Roach）的說法，在高海拔地區，脂肪的燃燒效率會提高，讓我們有更清晰的思考能力，運動耐力也會提升。[2]

儘管俄國科學家在運用間歇性低氧訓練治療氣喘和慢性肺病方面取得了一些成功，但高海拔對於患有呼吸系統疾病的人來說，通常沒有好處。然而研究顯示，某些疾病（例如慢性阻塞性肺病，世界上最主要的死亡原因之一）在較高海拔地區反而不太常見。[3]

新出現的理論比比皆是，但某些研究人員認為，缺氧（沒有足夠的氧氣到達體內的細胞和組織時，會導致潛在的致命性缺氧）會迫使神經系統在過程中展開反擊，保護和修復我們的細胞和神經元。[4]

沒有人能斷言這是怎麼回事，但頂尖運動員們已經迫不及待地想弄清楚。如今，許多運動員選擇在高海拔地區進行訓練，以提升力量、速度和整體表現——還有增強紅血球，為海平面的比賽做好準備。同時，新一代科學家正忙於研究「治療性間歇性缺氧」用於治療脊髓損傷、多發性硬化症和中風等多種疾病的可能性。

事實上，在中海拔地區健行，是體驗海拔高好處的絕佳方式。我每年都會花一週的時間在山區行走，海拔高度通常介於二千至三千公尺之間。主要是因為我喜歡這裡的風景，同時也因為我發現這裡的空氣讓人充滿了活力；還有，我不明所以地喜歡這種為細胞和神經元重新充電的概念。

順便一提，研究人員一致認為，二千至三千公尺的海拔高度最適合強化體能，並避免極高海拔所帶來的生理壓力。[5]

操作技巧

- 不要一開始就野心爆棚，給自己一些時間適應，並且將你的基地設置在比你預計行走的海拔高度更低的地方。
- 出發前要確保你的狀態良好。如果以前從未在高海拔地區行走，或是健康出現任何狀況，務必諮詢你的家庭醫生。每個人對海拔高度的反應不同，某人覺得沒問題的高度，可能讓另一個人感到不舒服的疲憊。
- 保持充足的水分。在高海拔地區，即使沒有流汗，也會經由肺部逸失水分，所以要持續補水。在適應環境時避免飲酒，或只限於在晚上喝一小杯葡萄酒。
- 多層式穿衣——當你爬得越高，氣溫通常越低。選擇吸濕排汗的布料，不要穿著棉質T恤（或任何棉質衣物）。
- 高海拔地區的天氣往往難以預料。密切注意天氣預報，必要時攜帶雨具。
- 高海拔地區的紫外線更強烈，可能會傷害眼睛，因此要戴上太陽眼鏡，並使用合適的防曬製品。
- 不要攜帶超過所需的物品。在高海拔地區行走，會比走在海平面的高度更感疲累，所以要適當地打包物品，並調整步行節奏。

■ 關於長距離、高難度的攀登，請運用〈第三十五週：游牧民族走法〉中的阿富汗式步行技巧。

■ 隨身攜帶地圖，絕對不要依賴手機！

■ 並非每個人都會出現高山症，但有些人在海拔二千公尺以下就會出現高山症，因此要清楚意識到以下症狀：頭痛、噁心、頭暈、嚴重呼吸困難；並做好立即下山的準備。

第24週 帶著地圖走

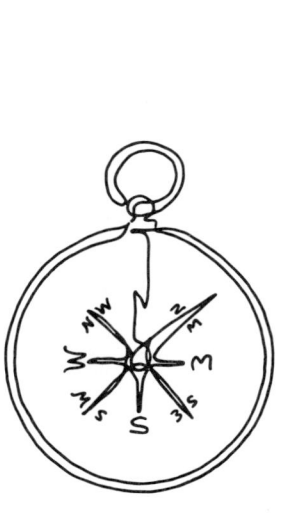

一九二四年九月，一名十八歲女孩裹著《世界報》（*Le Monde*）的舊報紙，蜷縮在巴黎拉丁區的聖米歇爾橋下方。醉漢和流浪漢在她身邊安身，但菲利絲・皮爾索爾（Phyllis Pearsall）不理會他們，她專注地在腦中構建地圖。她是來投靠哥哥的，但她哥哥失蹤了——菲利絲身無分文、沒有朋友和家人，她無處可去。

菲利絲並沒有巴黎地圖，但她曾見過一幅，並且默記起來，在腦海裡勾勒，然後用心眼畫了又畫。她利用這幅記憶地圖在巴黎找到自己的路，透過嗅聞巴黎的空氣，學會了辨識時間和自己的行蹤：早上有麵包和巧克力熱飲的氣味；中午是雞肉和餡餅；晚上是煎魚、大蒜、羊肉和塔丁塔。[1]

後來，菲利絲成為世界上最成功的地圖製作者之一，繪製了第一張 A-Z 倫敦地圖，並創立了「地理學家的 A-Z 地圖公司」（Geographer's A–Z Map Company）。

菲利絲一直工作到去世為止，距離她的九十歲生日只差一個月。她證明了神經科學家後來得知的事實：每一次散步，都是大腦發育的機會。最簡單、最容易的方法就是帶著紙本地圖走路。偏離你平常的路線，僅憑藉一紙張或心裡的地圖導引，能如實地擴展你的心智。

神經科學表明，我們用於導航的腦區——海馬迴——會隨著我們的使用量而生長，不使用時就會萎縮，就像是一種用進廢退的導航肌肉。以倫敦黑色計程車司機為對象的研究發現，由於需要熟知倫敦的每條大街小巷位於何處，這些計程車司機擁有肥大到令人印象深刻的後海馬迴。[2]

可惜，衛星導航系統讓我們付出代價。導航專家巴里（David Barrie）表示，我們對科技的依賴不僅使得大腦的重要部位萎縮，還使我們更容易罹患阿茲海默症和癡呆症。[3]阿茲海默症患者的導航能力是出了名的低落（通常付之闕如）：我清楚記得我祖母患病時是如何四處遊蕩，完全認不得自己身在何處。

為什麼會發生這種事？還有，走路如何能預防失智？我們的海馬迴充當我們擁有的所有地點記憶的儲存容器。每當我們造訪某個新地點，都會建立一個空間記憶，被儲存在稱為位置細胞、網格細胞和邊界細胞的一系列細胞中。詳細的資訊就位於「地點地圖」中，並儲存在海馬迴。

每當我們造訪一個新地點，地點地圖會自行重組，在過程中建立一個全新的地圖。我們可以將它想成一個需要時能隨時取用的巨大歸檔系統。這個檔案系統含有我們曾經住過的每個房子、工作過的每個辦公室、我們上學的路線，以及周遭的道路、田野和公園，一切都整齊地歸檔以便檢索。此外，這些地圖是我們所獨有、以我們自己的標準來進行編碼。

這是一種令人難以置信的神奇構造，非常值得保存，因為如果沒有它，我們會實質地迷失在空間中。另外，也因為我們的地點記憶固屬於我們的身分，我們的自我意識往往植根於我們曾經居住過的地方，所以當我們失去了地點記憶，就等於失去自身的一個重要部分。

除此之外，研究人員目前推測，大腦中負責空間導航的腦區，也在其他比較概念性的導航中發揮了某種角色，例如預測、想像力和創造力，我們在這個腦區中用心眼幫助做決定。有些研究人員懷疑，同一個腦區可能涉及社交導航，幫助我們處理人際關係。[4] 這個訊息很明確：當我們的位置細胞萎縮時，我們的其餘部分也會跟著萎縮。

無所不在的科技導引帶來許多好處，但不包括強健你的大腦。所以，帶上地圖（如果下雨，可以使用防水地圖套），**關掉手機，開始走路吧。**

當我帶著地圖步行，首先會對我的目的地有一個粗略的想法，但不會設定時間（這既不是迷路的步行——也不是比賽）。城市是特別合適的地點，因為它們提供了多種路線選擇，而且選擇路線的過程本身，就對大腦提出了額外的要求。[5]

出發前，多花些時間查看地圖——你需要大致了解方向、可能需要走多久時間，而且最好是沒有主要幹道的路線。

開始步行時，要特別留意地標——這些是關鍵的定位器，可以幫助你返回，或者在迷路後再度找到路，無論你是否有地圖。研究顯示，找尋目標越大的地標越有幫助：想一想教堂的尖塔和高大的樹木，而不是垃圾箱和灌木叢。當然，對個人有意義的地標，也更容易長駐我們的記憶中：舉例來說，我的孩子們總是記得麵包店和冰淇淋店的位置。

利用視覺地標進行空間定位，這稱作「以地標為基礎的導航」。但為了讓大腦更努力地運作，我們需要動用所有的感官。如今研究人員相信，人類所擁有的高度發展的嗅覺，比以往所認為的要強大許多。在近來的實驗中，蒙住眼睛的學生以四肢著地的方式追蹤氣味的蹤跡，成效十分驚人。[6]

在行走時（直立行走，而不是四肢著地）嗅探工廠、車庫前院、麵包店、樹木的氣味。以同樣的方式運用你的耳朵，記住任何有關於位置的聲響。參看地圖來確認自己身在何處，如果你樂意，也可以透過地標、氣味和聲音交互參照出你的所在位置。

在鄉村地區，你可能需要借鑑作家古利（Tristan Gooley）出色的導航作品，他利用自然信號來進行定位和導航。誰能想到孔雀蛺蝶的出現，是靠近人烟的跡象？或者，地衣可以幫助我們判定方向？[7]

帶著地圖漫步，非常適合與孩子相伴進行，不僅因為他們會喜歡這種天生的冒險，還因為——由於孩子在螢幕上度過的童年，以及父母日益加重的兒童安全憂慮[8]——他們喪失大腦導航能力的風險最高！無論你和誰在一起，都能一起參看地圖和找尋方向，讓大家共同受益。

操作技巧

- 在鄉間地區進行定位比較困難：帶上指南針或使用手機的指南針。
- 在城市裡從事地圖漫步時，一開始可以在心中預定某個目的地，但在鄉間地區，這些目的地比較不明顯。選擇沿著某條步道走，而不是朝向終點的鄉間地圖漫步，同樣能夠有效培養大腦的導航能力。
- 和孩子一起步行？當然要分派他們看地圖的任務，並準備好讓他們帶路。
- 無論在都市或鄉間，嘗試在不使用地圖的情況下返回。

■最重要的是，除非有絕對必要，否則請抗拒使用 Google 地圖（或 AllTrails 等應用程式上的移動點）的誘惑。

第25週 有目的的走

知名法國作曲家薩提（Erik Satie）每天從家裡走到他的工作室——穿越巴黎六英里的步行，一天工作結束時，再以相反的方式重複這種步行。

薩提會行經一條惡名昭著的危險街道，所以他隨身帶著一把鐵鎚防身。他的步伐堅定、速度飛快，一邊注意著自身安全，還一邊在腦中作曲。我喜歡想像薩提輕快且有目的的行走，有助於戒掉他的苦艾酒癮，使他能夠創作出著名的新穎音樂，直到他去世為止。

如今，研究人員將薩提的雙足步行或運動風格稱作「**功利性步行**」或「**有目的的步行**」。我們一再發現人類對於「目的感」的需求，定義了我們對自身的看法：目的感賦予我們生命的意義。無數研究證明了「目標」的力量可以讓我們持續投入、感到好奇和滿足。我們只要活著，就能走路。行走的目的感可以幫助我們加快步伐，鼓舞我們像薩提一樣走得更遠、更快。如此一來，我們會感覺更良好、更健康。

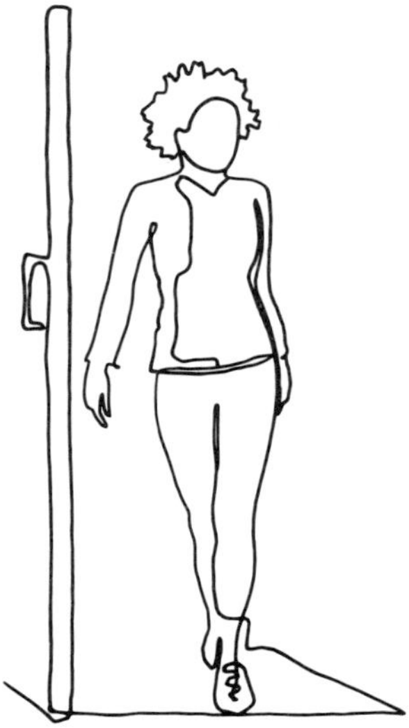

人人都喜歡週日的午後散步，許多人也樂於開車到風景區，跟朋友家人一起散步。像這樣的步行提供了數不清的好處。此外，當我們走出家門，帶著某種目的步行，無論是為了上班、回家或約會，我們也參與了公共衛生專家所稱「附帶的活動」——構成日常生活的一部分運動，而非需要特定時間段或場所的運動（例如需要在健身房上晚間課程的「運動」）。因此，有目的、附帶的步行——就像薩提每天走路上下班一樣——是增加每日步數最簡單的辦法。就促進健康而言，它可能也是最有效的。

俄亥俄州立大學對十二萬五千名成年人所做的研究發現，帶著目的步行的人，相對於純粹為了消遣而步行的人，走得更快，感覺更健康。阿卡爾（Gulsah Akar）副教授解釋說，無論持續的時間或目的為何，所有類型的步行都會讓人感覺良好，但出於功利目的步行，明顯可以促進健康。[1]

阿卡爾發現，有目的的步行者——上班、購物或約會——比休閒步行者走得更快。或許正是這種額外的速度讓人感覺更健康。此外，走路上班尤其會迫使人走得更快，健康狀況也更良好。

如果我們不搭車，而選擇每天走更多的路，我們不僅會走得更生龍活虎，還能額外增加鍛鍊的時間。阿卡爾的研究說明，當我們直接從家裡出發（「始於家門口的徒步旅行」），我們會走得更遠和更快，從而明顯改善身心健康。

步行教練霍爾（Joanna Hall）提出以下論點：「從前門出發展開幾次步行，是絕對必要的，即便距離非常短——當我們熟知路線，多半會加快腳步，而如果終點就在家門口外，那就更難拖延了。」[2] 對許多人來說，可能因為對住家附近太過熟悉而漫不經心，或者走在危險街道促使他們加速邁步；總之，這種太過簡單而輕易的步行，往往得在忙碌日常中穿插進行，不會有人特意去關注。

但不管怎樣，將有目的的行走加入生活當中，並不困難。每當你有步行距離內的約會或社交場合要參加，試著不要搭車。別浪費大把的時間：你應該大步前進，而非走得磨磨蹭蹭。

晚上和下午的散步，也可以懷有目的性。從家裡走路出發，而非開車——熟悉的回家路程總是會走得更快——並設定一個時限，或在某個時間回到家的理由。例如，你得從烤箱中取出燉菜、趕上想看的節目，或只是手機上的鬧鐘提醒——幾乎任何事物都可以當作目標導向的最後期限。

操作技巧

- 為了加快速度，可以晚一點出發，但設定以相同時間到達的目標。
- 找尋替代路線，避開危險和被污染的道路，儘可能走在後街和人行道上。Go Jauntly 之類的導航應用程式比更交通取向的應用程式，更擅長辨識步行路線。
- 別讓習慣的熟悉感促使你坐上汽車──如果能利用本書中的一些訣竅（舉例來說，運用鼻子來一場城市氣味漫步（參看〈第十一週〉），即便看似枯燥的散步也會變得有趣。
- 收聽有聲書或播客節目，可以將功利性的步行變成一件真正有趣的事。但如果你走在靠近車流的地方，務必只配戴一個耳機。
- 從家門口出發：日常熟悉的單調景觀會促使你加快速度。
- 將有目的的步行融入生活中的其他方法，包括馬拉松競走或步數追蹤訓練。
- 研究顯示，不情願的徒步者如果特意追蹤自己的步數，通常會走得更久、更遠。
- 離開家門後，找不到一個安全的走路環境？遊說你選區的政策人士提供步道、更多的綠色空間，或立法制止污染和降低車速。

第26週 走在陽光裡

太陽崇拜已經存在了好幾千年，但直到一位鮮為人知的丹麥科學家開始觀察當地的貓，日光才被認定為有益健康。

芬森（Niels Ryberg Finsen）對日光療法的興趣根植於造成他衰弱的病症，這種代謝性疾病最終使得他在四十四歲就猝然去世。二十年前，身為醫科學生的他，注意到陽光如何讓他恢復了活力。他看見貓被吸引到有陽光的地方，促使他在自己身上進行深入的實驗，並強化其信念：「太陽具備有用且重要的作用」。[1]

芬森後來因為他的光療研究，特別是在治療天花和尋常性狼瘡方面所取得的成功，在一九〇三年獲頒諾貝爾獎。他的成就廣為人知之後，最知名的日光治療師羅利爾博士（Auguste Rollier）在瑞士阿爾卑斯山開設了三十六個「日光治療中心」（有時稱作「日光浴診所」或「日光浴室」）。

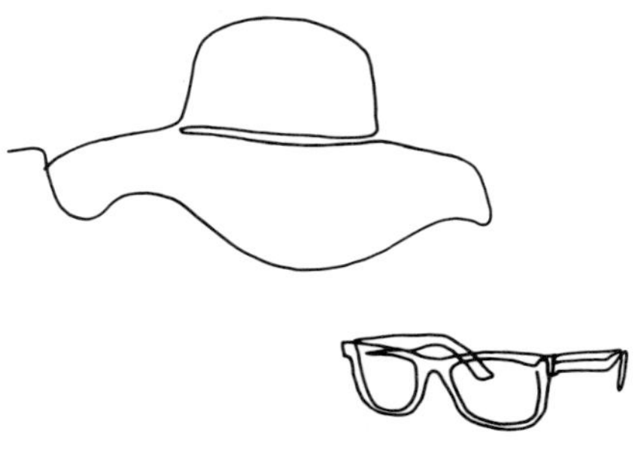

在羅利爾的照料下，患者逐步接受陽光照射——通常效果極佳——從短短五分鐘讓清晨的陽光照在他們的腳上開始。不出所料，棕褐膚色變成一種時尚，不僅是財富的標誌，也是健康的標誌，啟發了《泰晤士報》的編輯大膽斷言：「黑暗的日子，就是死亡和疾病的日子」。[2]

如今，我們往往躲避陽光，許多人在人造光下度過一天中最美好的時光。由於我們越來越長時間待在室內的生活方式、熱中使用防曬品、對皺紋的過度恐懼，以及空氣污染的日益嚴重，高達百分之七十的人口被認定維生素D不足——維生素D正是陽光最著名的副產品。

科學家正在揭露陽光近乎神奇的本質，他們認為維生素D只不過是陽光帶來的明顯好處之一。正如芬森的猜想，我們需要充足的陽光。對於生活在北緯地區的人來說，走出去迎接每一縷耀眼光芒，可謂意義非凡。

維生素D依舊十分重要。當陽光中的紫外線照射在皮膚上，就會產生這種物質，它會轉移到肝臟和腎臟，最後變成一種名為骨化二醇 25(OH)D3 的激素。骨化二醇能維持兩至三週，因此我們的身體需要持續照射陽光，才能保持穩定的血清水平。專家建議，我們應該每天在臉部、頸部和手臂上照射五到三十分鐘的陽光，[3]照射時間的長短，取決於皮膚類型和紫外線強度指數。

新冠疫情期間，維生素D的關鍵作用被突顯了出來。維生素D不足與恢復較差有關，而且不知何故，維生素D對於先天免疫系統的功能至關重要。

目前認為我們有兩種免疫系統：先天免疫系統和後天免疫系統。當我們接觸病原體時，會獲得後天的免疫力，這是觸發抗體產生的過程（也是疫苗發揮作用的過程）。

至於我們的先天免疫力，則是我們體內已經內建好的防禦系統，使我們能夠應付日常生活中接觸到的細菌、過敏原等。先天免疫系統負責抵禦許多病毒：先天免疫力與維生素D之間的關聯顯示，足夠的血清水平，可能是抵禦流感和普通感冒等冬季病毒的關鍵。[4]這個發現得到了許多研究的支持。[5]

但問題在於：維生素D並非陽光能帶來的唯一好處，這解釋了為什麼補充維生素D未必總是有效。近來發現，**心臟病、高血壓、骨質疏鬆症、多種癌症、憂鬱症、失智症和許多自體免疫疾病，都與缺乏日照有關，而非缺乏維生素D**。瑞典一項針對三萬名女性、時間長達兩年的研究發現，躲避陽光照射的人，死亡率要高上許多。[6]研究者聲稱，缺乏陽光對於健康的危害和吸菸一樣嚴重，他積極呼籲：關於陽光照射對健康的影響，需要有更平衡和充分的看法。[7]

那麼，陽光能否成為人們長久以來尋找的長生不老藥？最新研究認為，陽光的光子透過調動來自皮膚的一氧化氮，並將之轉移到我們的循環系統，而活化了我們的T細胞（免疫系統的重要組成部分，有時稱作「防禦細胞」）。[8]

我們的皮膚含有大量的T細胞，是血液中循環的T細胞的兩倍。陽光中的藍光不僅會到達皮膚表層，還深入下一層（真皮層），因此能快速活化潛藏其中的大量T細胞。喬治城大學醫學中心（Georgetown University Medical Center）研究員艾亨（Gerard Ahern）解釋說：「陽光藉由促進關鍵免疫細胞的移動，來直接活化它們。」[9]

此外，陽光在設定我們的晝夜節律和調節褪黑激素這兩方面，也發揮了關鍵作用，從而幫助我們醒來和入睡。[10]以上這些好處全都與維生素D無關，意味著當我們刻意避免曬太陽、卻不斷依賴補充劑，可能是一件極其愚蠢的事。

陽光和維生素D之間糾纏不清的問題仍有爭議。研究人員還在爭論我們到底需要多少維生素D和／或陽光：有些人認為高劑量補充劑會干擾我們體內微生物群的微妙運作，[11]但許多腫瘤學家和皮膚科醫師則堅稱，我們應該完全放棄陽光，而只依賴補充劑。

這件事聽來複雜，答案却很簡單：每當陽光照耀時，就捲起你的袖子，不塗防曬霜，來一趟短程散步！在我自己所進行的實驗中，六個月小心地在陽光下行走，使我的自體免疫疾病得到了緩解，整個冬天完全沒有咳嗽和感冒。

本章的結尾應該交給英國外科醫生兼日光治療師高文（Henry Gauvain）。他將陽光描述成「一杯上好的香檳」，讓人充滿活力和刺激感，而沉迷過度則會使人陶醉和中毒。[12]

操作技巧

- ■可以的話，走在小路或街道的向陽側，或在水邊行走（水面反射能提供額外的紫外線）。
- ■時間不夠？在正午時散步，此時紫外線B射線最為強烈。
- ■依據你的皮膚類型、所在位置，以及一天和一年當中的時間，務必在曬太陽十至三十分鐘後遮蓋住皮膚，以免曬傷。用手機或手錶設定時間，然後用衣服、遮陽傘和／或防曬霜屏蔽日光。
- ■抓住秋陽明媚時的每個散步機會，讓身體做好應對冬季免疫力較弱和冬季陽光不足的準備。
- ■避免在污染嚴重的地區行走：對印度兒童、中東年輕女性和比利時停經後女性的研究發現，高度的大氣污染會「明顯」減少紫外線B的數量，從而增加維生素D缺乏的風險。[13]
- ■想了解早晨陽光對於設定晝夜節律和改善夜間睡眠品質的好處？參看〈第十週：起床後一小時內散步〉。
- ■光線太亮而無法抬頭？戴著寬簷帽或鴨舌帽有助於維持姿勢。

■ 有沒有想過，為什麼陽光照耀時你會感覺更舒服？除了其他因素之外，陽光還會觸發讓人感覺良好的激素——血清素。根據《刺胳針》（*The Lancet*）期刊的研究：光線越明亮，血清素水平越高。

■ 擔心沒塗防曬霜的皮膚暴露在陽光下？讓你的皮膚慢慢做好準備，逐步增加暴曬量。如果不放心，請諮詢你的家庭醫生，但切勿讓皮膚被曬傷。

■ 或者，購置新型的礦物防曬霜，既能保護皮膚免受有害紫外線的傷害，又不會剝奪掉維生素D和一氧化氮帶來的好處。

第27週 邊走邊唱

一八五四年某個潮濕的秋天早晨，英國作家暨徒步旅行者博羅（George Borrow）出發去攀登威爾斯的最高峰斯諾登山（Snowdon）。他穿著慣常的黑色西裝，肘下挾著傘，和同行的夥伴——他的繼女海莉耶塔（Henrietta）——挽著手，一路上高聲唱著威爾斯歌曲直到登頂。為什麼？因為他擔心身為女性的海莉耶塔可能無法完成如此艱苦的跋涉。他也擔心海莉耶塔（身為女性）可能會感到害怕。無論如何，她都需要歌曲來加油打氣。

博羅先生直覺地了解到科學家一直以來利用情緒量表、壓力量表、血液檢驗、唾液測試和腦部掃描所證明的事：歌曲用來團結人心、振奮精神和激發活力的力量。

縱觀歷史，邊走邊唱向來是一種戰術運用——行軍的士兵、徒步旅行的學童、抱持異議的抗議者和……疲憊的家庭。在奧地利阿爾卑斯山，我們在第一次全家徒步旅行中充分利用了歌曲，隨著坡度越來越陡，我們的歌聲也越來越響亮。而且就像博羅先生和海莉耶

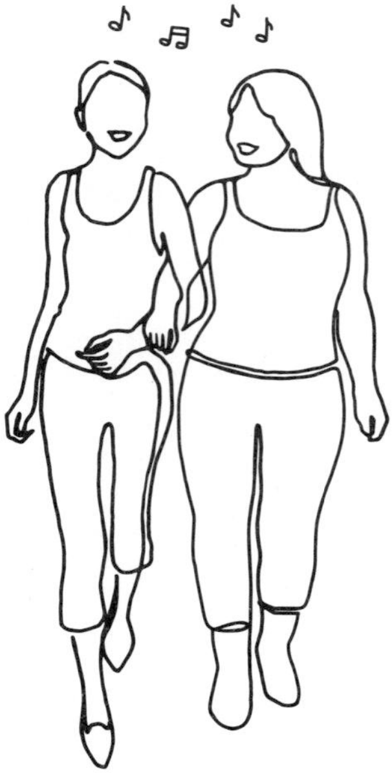

塔一樣，我們以創紀錄的時間登上了峰頂。

唱歌能幫助我們爬山嗎？這麼做在生理上的好處已被詳盡記錄。唱歌可以緩解疼痛，醫師將之歸因於我們在唱歌時釋放的一系列神經化學物質，其中包括天然止痛藥 β- 內啡肽。

唱歌可以鍛鍊肺部，從而強化呼吸肌和提升呼吸效能，研究人員稱之為「最佳化呼吸」，可以說，這正是我們走路時所需要的——尤其當我們按照腳步的節奏唱歌時。當我們張開肺部唱歌，會不自覺地改善身體的姿勢，而吐氣時會降低肌肉的緊張。唱歌是一種有氧運動：就像走路一樣，將氧氣輸送到血液中，使我們感到活力充沛、心情振奮。

唱歌也可以強化我們的免疫系統。接二連三的研究發現，歌手唾液中促進免疫力的抗體免疫球蛋白A的水平較高，而你、我和其他任何喜歡唱歌的人，都是歌手。

一九三五年，作家特里維廉（Katharine Trevelyan）獨自徒步穿越加拿大，她用唱歌來保持心情平靜。唾液檢驗證實唱歌能降低皮質醇水平，從而使我們放鬆下來。皮質醇是一種「戰或逃」激素，過量的皮質醇會導致壓力、憂鬱、失眠和心臟病。

唱歌會影響心理的證據，同樣令人信服。對癌症患者和照護者、精神病患、失智老人、孕婦、護理人員和學生所做的數十項研究均證實，唱歌會激發內啡肽的產生，讓我們感覺更快樂。[1]

大部分研究都聚焦在合唱團，但有一項研究比較了獨自唱歌和集體唱歌的好處，發現兩者沒有什麼差別。不管獨唱或合唱，都會產生讓人感覺良好的內啡肽，無論在什麼地方，以及和誰在一起。正如某位研究人員簡潔地寫道，在合唱和獨唱後，人們會覺得更快樂；憂愁和悲傷也隨之減輕。[2]

然而，和他人一起唱歌會帶來額外的好處，使我們跳脫自我，配合同伴一起調和彼此的節奏、旋律和歌詞，會讓我們馬上想到別人而不是自己；但最重要的是，我們也將自己視為群體的一部分。

科學家認為這會觸發另一種神經化學物質：催產素——這是一種被視為友誼、同理心或形成關係的化學物質。當我們的大腦中滿是催產素，我們會感覺到《迷戀音樂的腦》（*This is Your Brain on Music*，繁體中文版由大家出版，二〇一三年）的作者、神經科學家丹尼爾・列維廷所描述的一同唱歌的人之間的真情誼、信任感和幸福感。[3]

關於中風倖存者和帕金森氏症患者的報告顯示，一邊走路一邊唱歌，也有助於他們的復健。一般情況下，上述患者的走步方式明顯被疾病擾亂了：步幅縮短、平衡困難、步幅不平均，以及動作緩慢到令人痛苦，這意味著這些人只能依靠拐杖走上個幾公尺。

然而，來看看韓國一項針對十九處至七十八歲中風倖存者的實驗[4]。實驗中，這些中風倖存者邊走邊唱著童謠，之所以選擇童謠，是因為它每分鐘的節奏介於九十至一百二十拍之間，成為理想的步行速度。結果發現，在三十分鐘內，受試者的腳步移動得更均勻、步幅更大、速度更快了。

一項針對帕金森氏症患者的研究[5]也得出了類似結論，邊走邊唱比其他干預措施帶來了更大的改善效果，這是因為大腦中控制我們移動方式的腦區，也控制著我們保持穩定節奏的能力。

那麼，是什麼原因阻止了我們一邊走路一邊唱歌？列維廷將矛頭指向我們的大腦抑制迴路，它不斷敦促我們要舉止「得宜」，當我們做出愚蠢的行為，大腦抑制迴路就會讓我們感到壓抑地侷促不安。那也是受酒精影響的腦區，說明了為何幾杯黃湯下肚，能讓我們感到開心和肆無忌憚。

所以，我們可以帶著扁酒瓶，在走路時喝上一大口，希望酒精能讓我們擺脫「社交禮節」。或者，我們可以哄著同行夥伴一起唱歌（孩子們會很高興）。我們也可以放下煩惱，大方乾脆地開口唱起歌，我們的免疫力會因此獲得改善，精神也會振奮起來，邁出無畏的步伐，讓夥伴關係變得更緊密……然後就到達山頂了。

缺乏歌唱天份不是阻止我們開口的理由。音樂學家相信，大多數人唱歌都不致於走調，尤其當一群人齊唱時。

操作技巧

- ■挑選一首大家耳熟能詳或幾分鐘內就能學會的歌曲。保持正確節奏，只要能用腳打拍子的旋律都行。
- ■如果歌詞貼合走路時的場景，那就更好了——我們喜歡唱《她會繞著山過來》（*She'll Be Coming Round the Mountain*）這首童謠。
- ■如果你盡情歡唱，就別指望能看到野生動物。
- ■要考慮其他徒步者的感受，他們可能不想聽見你悅耳的歌聲在山谷中迴盪。

第28週 帶著野餐走

大約一八五八年的某個時間點，在她的第一個孩子去世和第二個孩子出生期間，烹飪作家比頓夫人（Mrs Isabella Beeton）擬了一份野餐菜單。其中包括：

> 一塊冷烤牛肉、一塊冷煮牛肉，兩扇羊肋排、兩片羊肩、四隻烤雞、兩隻烤鴨、一支火腿。一塊舌頭、兩個小牛肉火腿派、兩個鴿肉派、六隻中等大小的龍蝦、一個帶頸肉的牛頭、十八顆生菜、六籃沙拉、六根黃瓜……兩打水果餡餅、四打乳酪蛋糕、兩個裝在模具裡的內閣冷布丁、一大塊聖誕冷布丁、幾籃新鮮水果……[1]

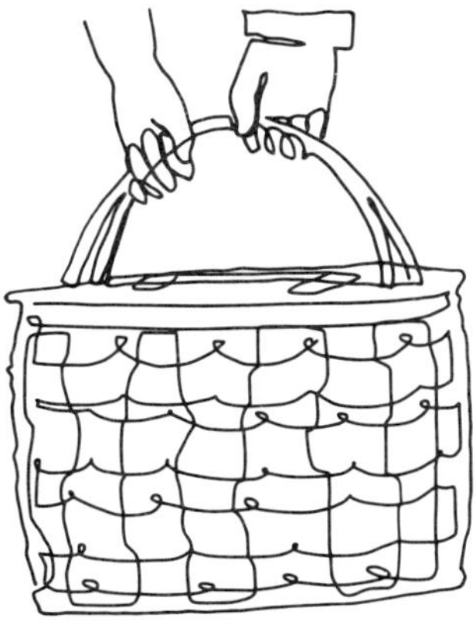

這些只是吃麵包、蛋糕、乳酪、奶油（六磅）和飲料之前的菜單！

將所有這些東西帶到偏遠的野餐地點（然後再將骨頭、剩菜、餐具和陶器帶回來，更別提比頓夫人認為不可或缺的餐巾和野餐布）考驗著任何徒步旅行者的肌力和耐力。

但搬運東西原本就是人類先祖的拿手本事，一個小時又一個小時，日復一日。舉例來說，搬運東西時，我們的肌肉會等長收縮——與二頭彎舉所涉及的收縮相當不同的延長收縮。當我們提著野餐籃行走，手臂、肩膀和核心肌群會收縮並保持在收縮狀態，直到我們放下野餐籃。如此可以增強肌肉的力量，而不影響我們的關節——因為關節固定不動。

肌肉有三種收縮型態：向心收縮——抬起重物時的肌肉縮短；離心收縮——放下重物時的肌肉變長；以及等長收縮——長時間維持肌肉張力。這三種型態以團隊合作的形式一起運作，支撐和穩定我們的四肢；但等長運動特別善於維持肌肉力量、耐力和靈活度。

如今，很少有人經常從事涉及等長肌肉收縮的活動，但近來研究顯示，等長運動可以鍛鍊百分之九十五的肌肉，而離心和向心收縮時則可以鍛鍊百分之八十八至九十的肌肉。某些運動科學家認為，等長運動比抬起和放下重物（重點是向心和離心收縮）更能增強力量。[2]

等長運動通常用於復健計畫，必須保持關節無壓力，但肌肉則需要重建或維持。涉及等長收縮的運動對於喜歡瑜伽、越野滑雪、攀岩和芭蕾舞的人也非常有用，因為這些運動需要強壯的肌肉來維持住某種姿勢。

步行和搬運動作（有時稱作負重或負重搬運）的結合，比舉起啞鈴要複雜得多。我們的身體需要在每一步的行走中保持穩定和平衡，同時大腦得計算如何最有效地移動那些形狀可能不均勻的物體。當我們從事「比頓夫人式」的野餐，我們的手臂、肩膀、腹部和核心肌群都會得到充分的鍛鍊。

那天正是一八一〇年七月八日，日記作家維頓（Ellen Weeton）和四個幫比頓夫人搬運野餐的男人碰上了：他們走了五、六英里的路……沿著一條滿布岩石的崎嶇小路，越過青苔和岩石，到達位於湖區（Lake District）的費爾菲爾德高地（Fairfield Fell）的山頂。他們帶著：小牛肉、火腿、雞肉、醋栗派、麵包、乳酪、奶油、羊腿、葡萄酒、黑啤酒、蘭姆酒、白蘭地和苦啤酒。他們步行了——八英里或十英里……有人說十二英里——攜帶著數十公斤重的野餐食品，大多數時間攀爬在岩石、山地石南和苔蘚上[3]，需要長時間的肌肉收縮，這麼做能增強力量和耐力，以及提升平衡感。

從前，人們在走路時隨身攜帶物品，是再正常不過的事。那時人們經常攜帶一籃農產品、一桶水、小孩、手提箱、附有沉重黃銅扣的帆布和皮革製背包，所以不需要刻意在手腕或腳踝上加負重沙袋來做重力訓練。一九一四年，作家韋伯（Mary Webb）和她的丈夫每逢週六都要步行十英里，抱著一大堆要在當地市場販售的農產品。[4]至於徒步旅行者兼商人赫頓（William Hutton），他在七十三歲時，每天攜帶一罐水、一把傘、地圖、筆記本、鋼筆和墨水瓶，步行二十八英里——他認為這些負載很輕，實際上很可能重達好幾公斤。[5]

這並不是說我們都需要上山或下山去運送豐盛的野餐，我的意思是：我們的肌肉不僅被設計用來抬起和放下東西，還能長時間搬運東西。一旦我們不以這種方式使用肌肉，它們就會萎縮，最終導致肌少症——肌肉嚴重萎縮和變瘦弱，最終使得我們無法從椅子上起身。的確，有些肌力與體能教練認為負重是增強力量最有效的方法。他們考慮使用的是沙袋而不是野餐籃，但……我們就別吹毛求疵了。

野餐是我家孩子小時候最喜歡的消遣。他們認為步行很無聊，但最終也變成帶著野餐的探險，散步變成一種冒險——因為無論天氣如何，在外面所有的食物都顯得美味得多。我們曾在雨中的灌木叢下野餐，在有無數昆蟲的森林深處野餐，在城市公園和墓園裡野餐，無論夏天或冬天。我們的野餐從未達到比頓夫人的標準，而且重量也沒有那麼重。

與其在健身房裡練舉重，不如舉辦一次野餐，邀請幾位朋友——然後步行前往。當你在負重下勞動，別光想著即將到口的美食，還要想到你的肌肉將比以往任何時候更強壯、更有力。當你知道，如果必要，你甚至可以把某人給揹下山，這會是多麼令人難以置信的暢快。

操作技巧

- ■只帶上你能輕鬆攜帶的物品。
- ■將你的負載／野餐籃貼近腰部，並使用雙臂攜帶，使重量均勻分佈（有時稱為沙袋或熊抱式攜運）。或者，使用所謂的「農夫行走」（雙手各拿著東西）或手提箱攜運（像提著老式箱子一樣，定時交換手臂）。
- ■拿起（和放下）時從腿部彎曲，而不是從腰部彎曲。
- ■由雙腳（而不是軀幹）改變方向。
- ■保持脊椎挺直，並運用核心肌群保護背部。
- ■別擔心只用一隻手攜帶物品——研究顯示，如果只使用一隻手臂，大腦也會向沒有攜帶物品的手臂發送信號，指示其肌肉保持強壯……這是一種代理鍛鍊，說明我們的身體是怎樣一種令人難以置信的奇蹟。[6]
- ■需要走很遠的路嗎？把一些野餐物品放在背上（參看〈第三十六週：揹著背包走〉）。這麼一來更便於攜帶，也讓雙手獲得解放。
- ■如果你要在夜間／雨天／刮風的情況下走路去野餐，請做好相應的準備（夜晚炎熱且輕鬆，下雨時快速而簡單，刮風時溫暖而沉重）。

■最棒的野餐包含了一些小驚喜。別又是三明治和薯片！可以在線上搜尋或瀏覽專業的野餐書籍。

■或者——儘管沒那麼有趣——在行走時使用阻力帶。哈佛健身顧問米歇爾．斯坦頓建議，將阻力帶舉在身前或上方，撐開阻力帶以鍛鍊胸部、手臂或肩部肌肉。或者將阻力帶套在上半身，行走時用手臂向前推撐。

第29週 赤足行走

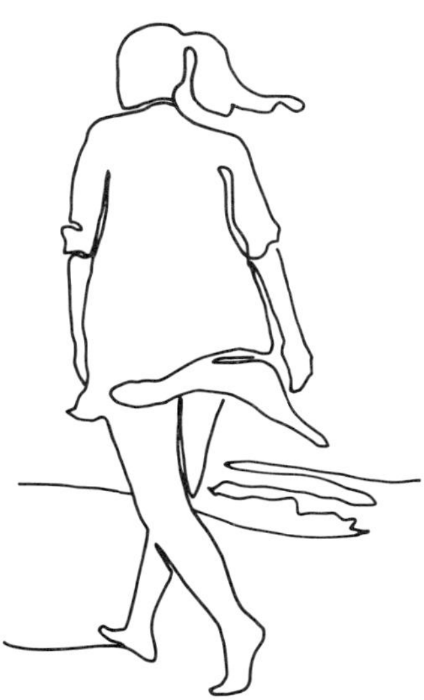

一百年前，光著腳走路曾是一小群注重健康的英國人的時尚追求。蘇格蘭牧師兼「赤足聯盟」（Barefoot League）創始人貝恩（James Bain）表示，「我們曾涉足地球表面的所有部分，都將為身體健康提供特殊的生命服務。」

貝恩相信雙腳會吸收土地的精華，將其營養物質直接送進我們的血液中。儘管他的赤足行走始於蘇格蘭鄉間，但他在倫敦和愛丁堡的人行道上延續了這個習慣，他根本無法放棄不穿鞋子時令人興奮的自由，並感覺身體「簡直因為煥發的能量而發光」。

在布萊頓（Brighton）的一所暑期學校，貝恩向年輕男女介紹了「赤足行走」這項運動，他帶領人們每天光著腳從學校走兩英里的路到海灘，並對結果感到欣慰：「很快的，他們的身體就充滿了可以幫助恢復活力的有效物質……展現健康之美的神奇效果有目共睹。」[1]

越來越多證據顯示，貝恩可能一直在做某件事。演化生物學家利伯曼（Daniel Lieberman）在研究腳步時發現，穿著有緩衝墊的鞋子會導致我們的腳步踩得更重，給膝關節帶來額外的巨大壓力。他說：「穿著有緩衝墊的鞋子，腿部所承受的能量，大約是光著腳時的三倍。」這種額外的影響或許解釋了為何膝關節炎的發生率在過去七十年以來倍增，而這正是科技進步帶給我們緩衝鞋底的時期。他還補充說，帶有緩衝墊的鞋子會影響身體的平衡，使我們隨著年齡的增長而容易跌倒。[2]

利伯曼並非唯一抱持這種憂慮的人。二〇〇七年的一項研究[3]將現代人的雙腳與兩千年前的雙腳骨骼進行了比較，發現我們赤足的祖先擁有更健康、形狀更好的雙腳。後來研究發現，放棄穿鞋子可以改善膝骨關節炎，逆轉背痛，並有效地改善步姿。[4]

近來關注的焦點延伸到**鞋頭的翹度**（toe spring），也就是大多數運動鞋楦尖的上翹弧度。第一份調查報告指出，雖然鞋頭翹度增加了行走時的輕鬆和舒適度，但它們也會弱化足部，使我們容易罹患足底筋膜炎等造成疼痛的足部病症：「足內肌群軟弱，是雙腳不完全適應現代鞋子所導致的進化錯配，現代鞋子的足弓支撐、緩衝設計和其他支撐功能增加了舒適度，卻減少了足部肌肉必須做的工作」。[5]

看樣子，我們的雙腳——以及它們所包含的二十六個骨頭、三十三個關節和十九塊肌肉——並不像我們那樣欣賞現代鞋子帶來的奢華和舒適。

當我們光著腳走路時，步行的方式會有所不同，落地的腳步更輕，足跟承受較小的撞擊，體重的分配也更均勻。研究顯示：如果不穿鞋子，我們會走得更慢、步幅更小，但步數會變更多。

有趣的是，光著腳時，我們找回了以往穿著厚底靴或超緩衝運動鞋所失去一連串非比尋常的感覺。足部神經末梢的長度幾乎是陰莖的兩倍，使之成為最敏銳的身體觸覺和感官之一。我認為這正是赤足行走的極大樂趣——感受柔軟的沙子、沾上露水的草地、修剪過的草皮、潮濕的苔蘚、被陽光曬暖的石頭，以及其他無數種觸感……讓約翰．貝恩在散步歸來時容光煥發。

赤腳改變了我們步行體驗。我們不僅用不同的方式移動，還有一種腳踏實地的奇異紮根感，意識到腳底下的新宇宙。這是一種全方位的步行——而且令人喜悅。

操作技巧

- 沙灘、芳草如茵的山坡和長滿青苔的森林地面，都是赤足行走的首選地點。
- 在城市裡，墓園是個理想的去處。設有無狗區的公園也同樣乾淨。不然，也可以光著腳在家裡和花園周遭行走。

- 尋找當地的赤足公園或步道。德國是赤足行走的精神家園，設有數十條路線。而英國的第一條赤足步道位於斯塔福郡的特倫瑟姆花園（Trentham Gardens），這條步道用一公里長的水、泥土、樹皮、碎石和草地來刺激行走者的腳底。
- 極簡的鞋子——鞋底較薄、緩衝設計較少、鞋頭較寬——提供了完美的折衷方案：既保護了雙腳，又沒有現代運動鞋的潛在破壞性緩衝墊、足弓支撐和鞋頭翹度。研究顯示：這類鞋子可以像赤足行走一樣強化足弓和足部肌肉。[6]
- 請注意，習慣性赤足行走，會使得你的腳掌變寬——準備好迎接一櫃子不再合腳的鞋子！
- 擔心變硬變粗糙、長滿老繭的腳底會破壞雙腳的敏感度嗎？不會的。研究顯示：頑固的赤足徒步者儘管腳底皮膚變厚了，但也會體驗到完全相同的觸感。

第30週 與離子同行

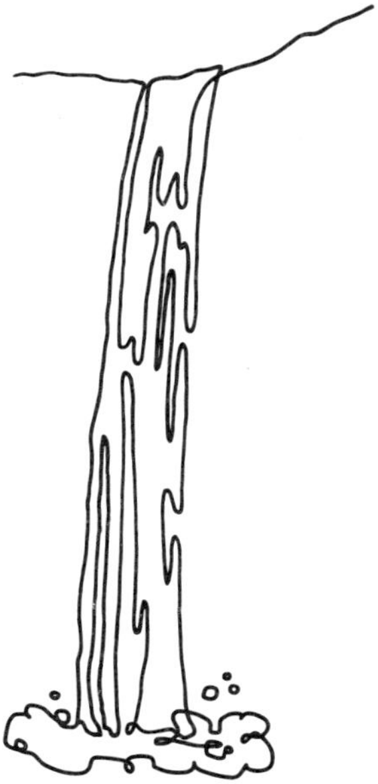

一八〇二年春天，英國詩人柯立芝（Samuel Taylor Coleridge）陷入了一生中最黑暗的沮喪中。柯立芝熟悉絕望，那彷彿是個淒涼的角落和無望的死胡同。但他也知道——在適當的風景裡——他可以擺脫「黑暗與黯澹……那全然主宰我們，令人困惑的羞恥和痛苦」。[1]

柯立芝是個經驗豐富的健行者，他開始進行更長距離的徒步旅行。十八個月以來，他一有機會就去走路：獨自一人攀爬崎嶇的山巒，穿越泥濘的樹林，沿著湍急的溪流行走。他走在閃亮如珍珠光澤的陽光下，但也帶著極大的熱情在傾盆大雨和刺痛的雨夾雪中行走。

然而，最重要的是，柯立芝喜歡步行往返於瀑布之間。作家麥克法蘭（Robert Macfarlane）在描述柯立芝突然對瀑布著迷時這麼解釋：「如果說（柯立芝）心中懷有任何目的，那似乎就是將他周遭的瀑布給串連起來。」柯立芝稱它們為「偉大的水坡」，並夢想著創造自己的瀑布地圖。柯立芝的「瀑布漫步」常常是在激烈的暴風雨中進行，這是他人生的黑暗動盪時期、所有散步中最具撫慰效果和激勵人心的一次。

如今，科學家為柯立芝的「風雨瀑布療癒力」提出一個可能的解釋：空氣負離子。[2]破壞水面會擾亂空氣分子，使之分裂並與水分子混合，並在過程中為空氣充電（離子化），從而使它們轉變成空氣離子。空氣離子若非帶正電（通常對我們較沒有好處），就是帶負電（通常對我們有好處），這取決於是電子或質子占優勢。正離子較重，通常會落到地面，而負離子——帶著一個額外的負電荷——又小又輕，使它們能夠滯留在空氣中。

這個過程在瀑布周圍被放大，落下的水產生巨大的力量，以極獨特的方式使水滴破裂，產生大量在空氣中游離飄浮的奈米顆粒。科學家在一百多年前首度發現了出現在瀑布周圍的特殊空氣，現稱之為「瀑布效應」。[3]奧地利的研究團隊對瀑布空氣展開為期兩年的研究，他們仔細地反覆測量五個不同瀑布的離子，發現其負離子數量往往達到每立方公分數萬個，這個密度高得驚人，比一般室外空氣高出一百二十倍。[4]

但接觸瀑布真的能改善我們的心情和健康嗎？早期研究[5]顯示，患有氣喘的兒童每天在瀑布附近玩耍一個小時，可以減輕症狀，強化肺部功能，提升免疫力和降低發炎程度。但是，這對健康的成年人也有相同的結果嗎？

為了進行更全面的調查，另一個奧地利科學家團隊招募了九十名聲稱壓力很大的護理人員，並將他們分成三組：第一組每天在瀑布旁待一個小時，當作健走的一部分；第二組在遠離瀑布的地方健走；第三組（對照組）繼續過平常的生活。

一週後，兩個健行組的心率都降低了，壓力也大幅減輕。但一系列的測試顯示，瀑布組幾乎在所有方面的精神困擾都明顯減少，尤其提升了肺活量，而且重要抗體分泌型免疫球蛋白A的水平也大幅提高了。

分泌型免疫球蛋白A存在於我們的鼻孔、腸道和口腔的黏膜內層，是免疫系統中至關重要的第一道防線，保護我們免於包括冠狀病毒到空氣污染等數十種病原體和毒素的危害。令科學家驚訝的是，過了八週，瀑布組的免疫力還在持續提升，分泌型免疫球蛋白A的水平也變高。[6]

這個發現反映了早期老鼠實驗的結果：由水所產生的負離子，提高了老鼠的免疫力。這促使奧地利研究人員思考，瀑布豐富的負離子是否可能滲透到我們的皮膚和黏膜表面（例如鼻子和嘴巴裡），從而改變我們體內的微生物群，並創造出「被瀑布改變的微生物群」，轉而解釋受試者更強的免疫力。

瀑布的微生物大氣——大自然的微生物和芬多精透過負離子霧混合和擴散——能否成為治療身心的神奇藥丸？目前科學家還沒有答案。但柯立芝發現了一種解藥：他的抑鬱適時地得到了緩解，取而代之的是「引人入勝的美妙愉悅」。伊娃・瑟胡伯和艾倫・洛根合著的《大腦與大自然》提供了確鑿的證據：接觸負離子可以改善健康、認知能力和增加壽命，同時讓我們更放鬆，減輕憂鬱、壓力和焦慮。

同時，在新冠疫情期間，研究加快了腳步，發現空氣負離子能夠使冠狀病毒失去活性。[7]在俄克拉荷馬大學進行的實驗——使用「負離子產生器」而不是瀑布——使科學家能夠觀察空氣負離子如何附著在冠狀病毒刺突末端帶正電的蛋白質上，從而有效地中和它。負離子產生器在針對季節性憂鬱症患者所做的實驗室試驗中也取得成效，每天三十分鐘的療程能顯著提振心情。

負離子存在於一個微妙而複雜的條件與因子網絡中，相關研究正在持續闡明其原理。但有件事是肯定的：室內空氣的負離子濃度最低。所以，把健身房拋到腦後，走出戶外吧。但重要的不只如此：空氣負離子的壽期各不相同。城市的離子只能存活幾秒鐘，而森林、海洋和瀑布離子可以存活長達二十分鐘。[8]

操作技巧

- 奧地利研究人員指出，離子濃度會依據流水的重量或力量而波動——春季融雪或傾盆大雨期間，離子的數量最高。在潮濕的暴風雨天氣中尋找洶湧撞擊的水流——像柯立芝做的那樣——並且至少花三十分鐘時間盡情欣賞那狂野的音樂和享受讓人活力充沛的離子。
- 研究顯示：山區的空氣負離子總體水平最高。所以如果可能，去尋找山區的瀑布。
- 在霧茫茫的春天早晨前往森林。森林和林地的空氣負離子含量也非常高，是開闊地的兩倍，特別是在葉子萌發的時刻，或者空氣負離子所留滯的霧氣中。[9]
- 在野外游泳濺起大量水花，營造出（幾乎）類似瀑布的微生物大氣。尋找有野外游泳點的步行路線。
- 海浪撞碎在海岸線上，會讓沿岸的空氣充滿負離子：如果你敢的話，在安全情況下，儘可能靠近翻騰的海浪步行。
- 湍急的河流——例如暴漲的河流——也會引發大量的離子。參看〈第十七週：跟著河流走〉。

- ■城市裡普遍缺乏負離子，所以要找會流動的水——噴泉、水景或河流。
- ■下雨時負離子會增加：雨下得越大，負離子數量越多，但一段時間之後就會趨於平穩。[10]在傾盆大雨中行走——無論你身在何處。
- ■空氣負離子通常在午夜到清晨期間濃度最高，上午七點至十一點達到高峰，中午逐漸減少，晚上又逐漸增加。清晨散步、夜間散步或傍晚散步，都能吸收到最多的空氣負離子。[11]
- ■空氣負離子全年都會出現，但它們偏愛夏季和秋季，在乾淨空氣中的停留時間也比較長。
- ■氣象因素大大影響了負離子的存在和濃度：長時間的晴天會讓負離子的數量減少，刮大風和暴風雨時則會增加，負離子會在潮濕的環境滯留，消失於城市霧氣中。試著在風中漫步看看。
- ■紫外線也會產生負離子，就像雷暴一樣。這時大量電離分子合組的「電荷」可以使空氣中——毫不誇張地說——充滿滋滋作響的電流。

第31週 走在海邊

在《白鯨記》（Moby-Dick）的開頭段，敘述者——以實瑪利——解釋了海洋如何影響他的思想和靈魂。看到「世界上有水的部分」，他說，

> 這是我祛鬱調經的一個方法。每當我發現自己的唇色變得暗淡；每當我的靈魂陷入潮濕細雨的十一月；每當我發現自己不由自主在棺材鋪前停下腳步……我認為該是時候儘快出海了。

作者梅爾維爾（Herman Melville）本能地知道大海可以振奮精神，不知何故，海洋具備了療癒的力量。一百六十五年後，海洋生物學家羅伯茨（Callum Roberts）呼應了梅爾

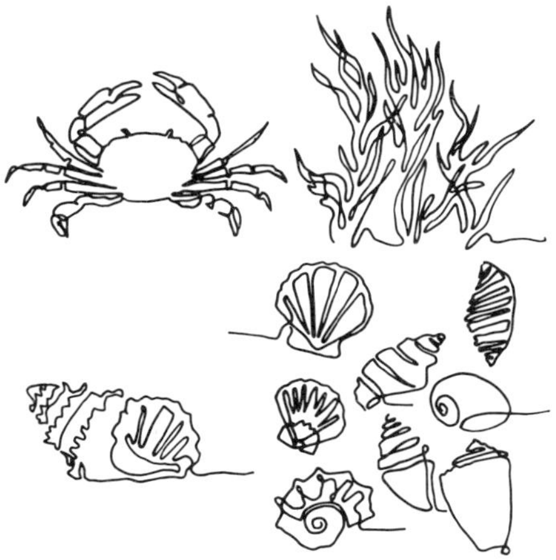

維爾的話：「人們與海洋有著深刻的情感連結。海洋帶給予我們靈感、興奮和撫慰。我們與海洋的關係可追溯至萬古，直到生命本身的起源。我們是海洋生物！」[1]

又過了五年，研究人員才蒐集到數據來「證明」許多人一直都知道的事情，二〇一九年發表了有史以來最詳細的一項關於海邊如何影響健康的調查。研究人員利用了約莫兩萬六千人的數據得出結論：生活在英格蘭海岸線一公里範圍以內的人，比起生活在內陸的人感覺更快樂、心理方面也更健康。這些結果在收入最低的家庭尤其明顯。[2]

此外還有研究表明，梅爾維爾的以實瑪利（一八五一年）闡明了一件如今普遍具有意義的事。來自紐西蘭的報告發現，人們看海的次數越多，就越放鬆、越平靜和充滿活力。說到心情和幸福感時，大海沒有敵手，包括綠色植物和樹木。艾希特大學（University of Exeter）二〇一六年的研究發現，住在海岸附近的人，通常比住內陸的人更健康且更快樂。而另一項針對愛爾蘭老年人的研究也證實了此結論，坐擁海景的愛爾蘭人比較不憂鬱。

究竟是什麼讓我們覺得大海如此美好？根據肯里克（Douglas Kenrick）教授的說法，持續的過度刺激和心理混亂使得大腦「過度運轉」，產生令人感到衰弱的壓力。我們的大腦需要時間恢復，需要休息和重新整備的機會。

或者如肯里克所說，這是個「**自然復原**」的時期。[3]當我們置身於令人感到一絲興趣和新奇、又具高度統計可預測性的環境，恢復的效能最高，既能保持專注，同時又能讓我們放鬆。我們可將之視為有規律但不單調，或覺得熟悉卻而不無聊，就像〈第十七週：跟著河流走〉中提到的那樣。大海極可能是規律而不單調的縮影：本質不變，但更以激起泡沫的波浪、潛水的海鳥和散射的光線而令人著迷。

很多人認為，持續的潮起潮落可能是海洋極能振奮精神的線索：也就是說，這種持續的運動模式，促使我們的心緒擺脫自身思維的漩渦。[4]當然，還有其他的解釋。根據「親生物性」（biophilia）理論，當我們靠近水和食物來源，我們會自動放鬆下來，好像大腦裡帶著飢餓和口渴的古老分子記憶。

一些研究人員認為，多油脂的魚類和貝類中所含的ω-3脂肪酸，對人類大腦的發育扮演著關鍵角色：**這是一種與生俱來、難以言喻的認識，吸引著我們回到海洋環境，彷彿我們知道海洋就是我們的家，也是重要的滋養來源。**甚至有觀點認為，海水中含有能增強我們免疫力的細菌，在我們尋求補充微生物群時，我們會無意識地想要親近海洋。

研究人員研究了海洋的相關特性，推測海浪聲和碎浪聲可以讓人深度地恢復活力，而反光可以刺激並吸引大腦運作，還有貝殼和海浪的碎形圖案撫慰了疲憊的心靈。

但我們是否需要最新的科學論證來誘哄我們到海邊漫步？整個十九世紀流行著海洋療法，無數人在海邊度過年假，文學作品中滿是海洋的故事，而且現在世界上有超過三分之一的人口選擇居住在濱海地區。科學只不過證實了我們對海洋的強烈生理需求，提醒我們要騰出時間到海灘或崖頂散步。

那麼，我們應該多久親近大海一次？環境心理學家艾略特博士（Lewis Elliott）表示，每週兩次或每週停留兩個小時，最能保持良好的整體和心理健康。5

操作技巧

- 選擇在潮濕的日子和冬季的月份去散步，這時海邊通常比較不擁擠。
- 「英國皇家鳥類保護協會」（Royal Society for the Protection of Birds）表示，四至六月是海鳥最活躍的時期。
- 五月到八月是採集海蓬子和多種海藻的理想時間。
- 留些時間泡一泡海水：越來越多證據顯示，在海裡游泳可以減輕發炎，還能預防癡呆症，更別說降低憂鬱、焦慮和情緒波動。哈珀博士（Mark Harper）研究六十一名冷水泳者，發現他們的心情明顯變得更好，他將之歸因於發炎的緩解。

■ 海邊漫步全年皆宜：只需選擇安全、平緩的水域即可。

■ 嘗試光著腳行走——沙子提供天然的阻力，能強化腿部肌肉和核心肌群。

■ 到不了海邊？跟隨河流走的效果，僅次於到海邊走走。

第32週 水中步行

下午兩點三十分，新年剛過去一週，花式溜冰冠軍南西．克里根（Nancy Kerrigan）在底特律的溜冰場結束了練習。她正為幾天後舉行的一九九四年美國花式滑冰錦標賽做準備。然而，當天下午發生的一樁意外幾乎毀掉她的職業生涯。

當南西離開溜冰場，她的腿部遭受到猛烈的毆打。行兇者越過玻璃門逃走，跳進一輛汽車逃逸。後來發現行兇者受雇於南西對手的丈夫。南西因傷勢過重而無法參加即將舉行的錦標賽，但她下定決心要出賽七週後的冬季奧運會。這似乎是個可笑的野心！然而，她卻贏得一枚銀牌，還差點就奪冠，舉世震驚。她是怎麼辦到的？透過在水中重新學習她的日常活動。

水中行走能使身體擺脫重力的影響，進行低衝擊的強力有氧運動，強化在地面行走時不常使用的肌肉力量。這並不是說我們應該放棄游泳，而是應該將「水」視為以不同方式

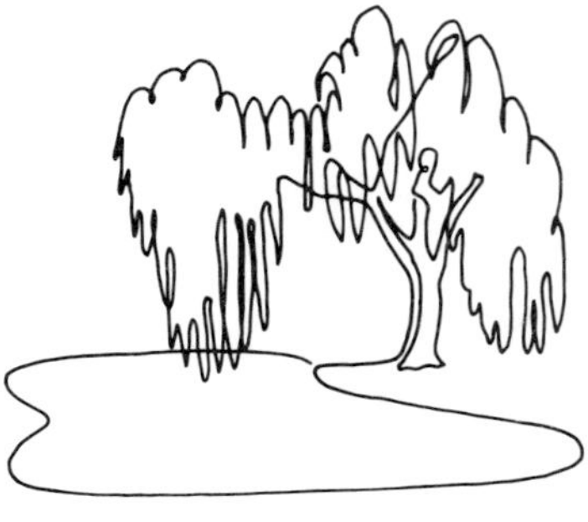

行走的機會。

對於那些想強化肌肉和燃燒卡路里、但不想對骨骼和關節造成不良影響的人來說，水中行走是理想的選擇，因為水所提供的浮力非常適合孕婦、體弱者、患有關節炎或骨質疏鬆症，以及養傷的人。**讓水承載我們的重量，我們就可以自由地以原本會疼痛或困難的方式活動**。我的兄嫂是一名脊椎按摩師。她在某次騎單車時摔斷了多處骨頭，她藉由自己設計的水中步行計畫，最終恢復了體力和健康。

此外，水中行走有益於患有髖部或膝部骨關節炎、慢性背痛和脊椎損傷的人，而十二週的水中行走，就能幫助腰椎管狹窄患者恢復肌肉和平衡。[1]

但水中行走可不只適合受傷、虛弱或懷孕的人。由於水的密度較大，它所提供的自然阻力比陸上的空氣阻力大了十二至十四倍，使得**水中行走成為強化肌肉和增加肌張力的絕佳方式**。研究發現，在水中行走比在陸地行走更能提高心率。[2]而且身體狀況不佳的女性在水中行走後，血壓比起一般行走之後降低的幅度更大。[3]

水中行走對於培養平衡能力也非常有效，特別是在海裡實施時，腳下移動的沙子或卵石會帶來額外的挑戰。如果這還不夠，水中行走還能增加我們的靈活度和伸展範圍：在水的支撐下，我們可以放心地活動四肢，因為知道即使跌倒也不會受傷。

最後，有證據證明水中步行（如同所有的步行）可以提振心情。嘗試水中步行的纖維肌痛患者不僅僵硬程度減輕、心血管健康狀況改善，而且生活品質更好、入睡更深，也比較不焦慮和抑鬱——順便一提，關於野外游泳的研究也顯示了相同的結果。[4]

水越淺，重力越明顯，因此想要完全無重力的效果，水深需沒過頸部。[5]然而，深度及膝的水比齊胸的水提供了更高強度的鍛鍊。另一方面，水深齊胸的水消耗的能量較少，使我們能夠走更長的距離來提升耐力。為了鍛鍊雙臂，你需要深度齊胸的水，好讓手臂能在水面下擺動（或推進）。否則，請選擇深至大腿的水域，或搭配運用。[6]

要進行水中行走並不難。如果是在泳池，你只需要泳衣和毛巾。如果在海裡或湖中行走，請考慮穿著橡膠帆船鞋／水底防滑鞋或氯丁橡膠泳襪。先向前走一小段距離（十二至二十五公尺是理想的距離），然後折返。再做一次。接下來，側步行走。再做一次，擺動雙臂，就像在陸地上行走一樣。你會馬上感受到水的阻力，但請繼續前進。

用不同的步幅和水深多嘗試（在安全可行的情況下）。一旦你感覺舒服，試著抬高膝蓋並改變速度。加入提膝、抬小腿、跳躍、弓箭步或即興舞蹈動作。事實上，本書中的許多建議對於水中活動來說同樣有效。

順帶一提，在水中行走這種活動，非常適合打發在水裡看管小孩的時間。這麼一來，你就用不著躺在海灘上，眼睛一眨不眨緊盯著他們。就在水裡走一走吧……

操作技巧

■ 收緊腹部肌肉、保持背部挺直、肩膀向後，收下巴，平視正前方——這正是〈第二週：改善步姿〉中概述的步行姿勢。

■ 游泳技術不佳？穿上救生衣或使用浮板等輔助裝置。

■ 避免去溫水池，並記得多喝水——當我們在泡水時，不太會注意到自己口渴了（或出汗量）。

■ 如果是寒冷的月份在海裡或河中步行，請考慮穿著潛水衣。

第33週 走到哪裡畫到哪裡

當我們習慣用手機不停地拍照，我們是捕捉到了那個瞬間，或者是失去了它？去年，當我捲動螢幕瀏覽數以百計的照片，我覺得是後者。我時常記不起當時自己人在哪裡，或者為什麼選擇拍下某個特定場景。我原希望保留下來的定格時光，實際上早已消失無蹤。以往的徒步者和旅人經常在戶外寫生和繪畫，他們帶回家的不是沉寂在手機裡的數千張照片，而是寫生本上一幅幅描繪重要場景的圖畫，情真意切地與人分享，隨後贈送出去。我突然意識到，我所看見的景象跟我用滑鼠點擊即可刪除的快照，毫無相似之處。

所以我給自己設下一個挑戰：健行兩天而不用 iPhone 拍照。取而代之的，我打算畫素描。一位朋友告訴我，畢卡索在旅行時總是帶著素描本、鉛筆和橡皮擦。我不是畢卡索，而且老實說，我自從十四歲放棄美術課以來，就沒再畫過畫了。但我報名參加了繪畫班，給自己買了一面畫板、鉛筆和（最重要的）一塊橡皮擦。

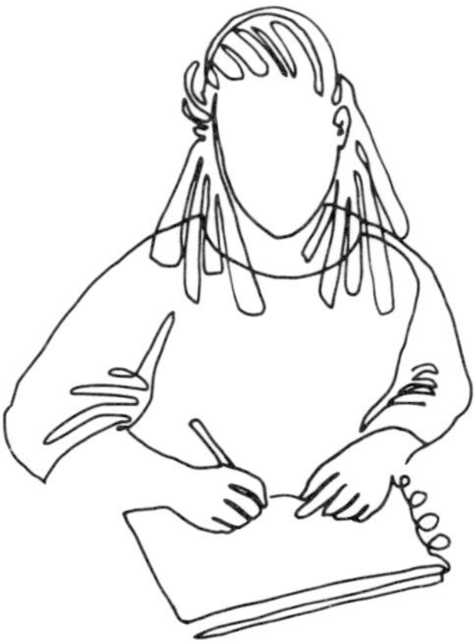

我那兩天健行途中所畫的素描，並不盡如人意。但這不是重點：當我再次看見它們，我被拉回了當時的場景！更具體地說，我回到了畫畫的那一刻……水薄荷的氣味、照射在頸背上的陽光、奶綠色的水在眼前流過。那天我坐在河岸邊，有一隻薑黃毛色的狗跑過來嗅聞我。

寫生時，我們會觀察四周。當我們真正在觀察時，會以相當不同的方式與周遭環境邂逅——我們被拉入場景中、進入當下，直接將其他不相干的一切排除於外。我們必須將完整的感官體驗化為線條和形狀，甚至是顏色。**給某個景場寫生提醒了我們，我們真實而完整地活著**。

但素描也帶來了其他好處，包括增進健康的生理變化。倫敦某家醫院為患者安排藝術計畫，結果令工作人員感到震驚。創作藝術的患者「明顯改善了臨床結果，包括更好的生命跡象、與壓力有關的皮質醇降低，以及誘導入睡所需的藥物用量減少。」[1]

十年後，德國的一項研究提供了可能的解釋。研究人員掃描兩組退休人士的大腦，其中一組欣賞藝術，另一組則創作藝術。前後的掃描顯示，藝術創作組比欣賞組獲得了更強的空間意識。但當研究人員注意到藝術創作組的某個特定腦區發生「顯著」變化時，他們感到極為興奮——內側前額葉皮質——那是在心理韌性和抗壓能力方面扮演重要角色的地方。研究得出結論：**視覺藝術創作影響到心理韌性**。[2]難怪許多評論都發現，**創作藝術是**

管理壓力、倦怠、憂鬱和焦慮的絕佳方法。[3]

素描對我們的腦細胞也有好處。美國一項針對二百五十六名年長者所做的研究發現，畫畫比其他的活動（包括手工藝、社交活動和電腦遊戲）更能保持大腦靈敏度。研究人員想知道藝術創作是否有助於開發新的神經通路，使腦細胞持續受到刺激。在這項研究中，那些從中年時期開始繪畫但堅持到老年的人，受益最大。[4]

當我們掃視要描繪的場景和物體，我們的注意力不再集中於自身或預設的目的地。我們不再急著想快點到達山頂／終點／午餐地點。我們不再憂心忡忡。相反的，我們一路上只專注於一些小事：一段覆蓋著藍色地衣的樹幹；寂寥的天空映襯著一雙鶴的身影；一座塔尖歪曲的迷人教堂。

我現在定期畫素描，享受它所需要的全神貫注和隨之而來的平靜感。畫畫幫助我們更仔細地觀看、更徹底觀察，因此即使在收起畫板和鉛筆之後，我們的眼睛也會更加敏銳，更能察覺線條和顏色、形狀和色調。我們更傾向於向外看，不是向內看。

更重要的是，每一次素描都刻印在我的記憶裡。所以，別再只是捲動螢幕了……

操作技巧

- 不要批判自己的畫作。它們不是用來展覽的，也不需要給別人看。
- 嘗試使用不同尺寸的鉛筆、木炭、鋼筆和水彩顏料。如果你想加上色彩，袖珍的粉餅水彩組重量輕且攜帶方便。在網路上搜尋簡單易學的素描教程，或購買一本指南。探索素描大師的風格並進行實驗——繪畫的方法層出不窮。
- 一個專業的行走藝術家，會充分利用天氣和風景。例如用雨水調顏料，押入草葉和種子，用小樹枝代替畫筆，或者用泥土作畫。試著模仿他們。
- 不要被時間所拘束：畫一張草圖只需要幾分鐘，之後可以隨時潤飾。有些行走藝術家喜歡邊走邊畫，只給自己幾秒鐘捕捉某個主題或場景——每個人都可以仿效這種用眼睛快照的方式。

第34週
滿月下行走

二十年前，我帶著產痛來到倫敦一家醫院。當時已經是深夜，我的宮縮早到了兩天，變得越來越疼痛。等待床位時，我注意到醫院的收費似乎比平常更高。我之前在同一家醫院生下我的第一胎，但當時似乎沒有那麼……忙亂。當我的助產士終於過來時，她的話讓我張口結舌、愕然不已：「今天是滿月……每個人都在生孩子！」

我被又一次的宮縮吞沒，瞬間忘了她說的話。直到十年後，我開始在滿月時悄悄出門散步。某天晚上，我穿越月光下的田野，突然回想起那天晚上產房裡異常忙碌的情景。回家後，我在網路上搜尋，沒多久就找到一項研究[1]，證實了我的助產士所說的話。日本京都市的研究人員將一千零七名嬰兒的出生日期與三十年以來的月相週期進行比較。他們發現滿月夜的出生率明顯增加了，並得出結論：「月球的引力會影響出生頻

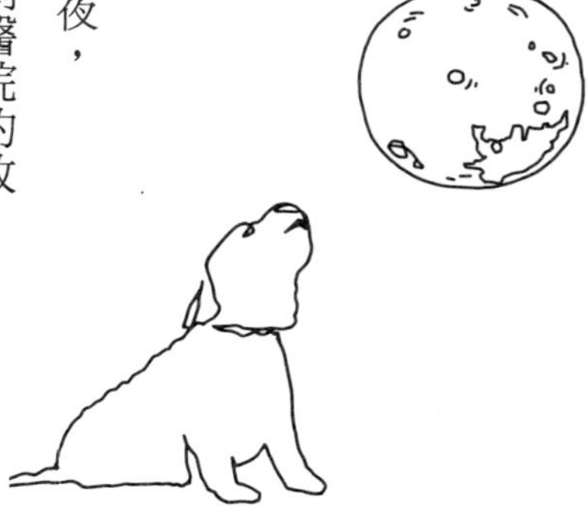

率」。

滿月期間，由於月球和太陽一起牽引地球，引力會增加。我們知道這可以解釋潮汐現象，但滿月真的會引發我的宮縮嗎？好吧，每個發現其中有關聯性的報告（例如京都市的研究）出現後不久，就會冒出另一個報告，表示兩者並沒有任何關聯性。

至於我們的睡眠模式，證據則比較沒有爭議。發表在《當代生物學》（*Current Biology*）期刊的瑞士研究透過嚴格控制的實驗室條件，說明在滿月之夜，深度睡眠的持續時間縮短了百分之三十。此外，在滿月之夜，我們通常得多花個五分鐘才能入睡，之後我們會比滿月夜少睡二十分鐘。

研究人員利用腦電圖記錄受試者的睡眠狀況，並用唾液檢驗來測量他們的激素水平，證實在滿月前後，褪黑激素（睡眠激素）的水平下降了，睡眠品質較差。最後他們聲稱：最接近滿月的月相，明顯影響我們的睡眠和夜間褪黑激素水平。[2]他們有理由信心滿滿：因為至少有三份報告得出相同的結論。[3]

受到月相週期影響的不僅是睡眠。若干報告表示，我們的行為也會受到影響。的確，「瘋子」（lunatic）一詞源自拉丁語的 luna，意思是月亮。但研究再一次得到搖擺的結論。

二〇一九年的某份報告探討芬蘭的兇殺案，將殺人時間與月亮關聯起來，發現「月相與兇殺案之間存在著無可爭議的關聯……滿月期間，兇殺案的案件量下降了（達百分之十五）」。[4]但在佛羅里達州，情況卻截然不同：滿月前後，兇殺案和嚴重襲擊事件密集地發生！有趣的是，佛羅里達州的報告還指出，新月和滿月前後「精神科急診件數明顯減少了」。[5]有報告發現，滿月期間，摩托車事故和女性自殺案件也較多。[6]另一方面，德國一項研究比對警方記錄與月相模式，發現殺人、襲擊或自殺與滿月之間根本毫無關聯。

顯然，我們的行為與滿月之間的關聯需要進一步調查。但這是否意味著我們可以忽視那些發現有關聯的諸多研究？噢，別這麼快下定論！

動物研究顯示，月光可以且確實會改變動物的行為。許多生物體內有週年時鐘在滴答作響，使其生理時鐘與月球潮汐鐘同步。非洲糞金龜在月夜裡走得更為筆直。某些海洋生物會根據夜晚的亮度來改變牠們在水下的位置。具有非常精準的月亮週期時鐘的加拉巴哥鬣蜥，比起生理時鐘不太精準的鬣蜥，更為長壽。同時，有些報告將滿月與歐洲獾和家牛的分娩模式做出了關聯。[7]

當然，這可能只是偶發的結果，但我們為什麼要否認月亮之謎尚未被闡明的可能性呢？事實上，許多科學家堅信「月亮效應」的存在，只是謎底尚未被解開。

此外，如此多研究所得出的奇異、難以解釋的結果，為月光下散步平添了怪誕的謎樣色彩。晴空的風景看起來和感覺起來，都與滿月下大不相同。突然間，我們或許也會隨著月相變化而改變的想法似乎不再那麼不可思議了。正如人們意料的，滿月的月光亮度並非半月的兩倍，而是十倍！這使得夜空變得太亮而無法觀星，但非常適合長距離步行、沿著林中路徑行走，或觀賞夜間的野生動物。

更戲劇化的是，在超級月亮下散步，這種情況通常一年連著兩個月發生。那是一年中最大、最明亮的天體，此時的月亮看起來最圓、最飽滿，而且距離地球最近。超級月亮出現的日期因時區而異，所以請在線上查詢，選擇合適的地點，邀請三兩好友——並祈禱碰上好天氣。

儘管超級月亮尤其明亮，但我最喜歡的是九月的豐收月亮。它在傍晚時分升起——通常在日落前後——而且經常懸掛在貼近地平線的地方，使其看起來比其他滿月更大、更亮。豐收月亮也以發出空靈的橙色光芒而聞名。之所以出現這種孱弱的琥珀色，是因為我們透過更稠密的地球大氣層來觀看月球。豐收月亮會接連幾個晚上保持引人注目的大小、形狀和位置，使滿月散步成為動人心弦的時刻。

新月意味著月亮的亮度減弱許多，因此新月夜特別適合觀星。新月縱使沒有滿月那樣引人注目的耀眼光芒，但細長的新月美得精緻脫俗。

操作技巧

- 在線上查看滿月、超級月亮和豐收月亮的確切日期和時間，你得知道它們每年都會隨著你的所在位置而變化——別忘了記錄下來。
- 遵循夜間散步的訣竅（參見〈第四十六週：夜間散步〉），但考慮更進一步：不帶著頭燈去走訪森林路線，或者是月光落在海面上的沿海路線，會帶來不同的喜悅和驚奇。
- 精心挑選走路路線（例如避免陰暗的山坡路），確保一路上都有月光照明。
- 春天滿月時是漫步於潮間帶岩池的絕佳時機，此時潮水位於最低點（最遠），岩池中的生物開始活躍起來，紫外線手電筒會照出它們的螢光。
- 別忘了寒冬的滿月——最精緻神祕的滿月，莫過於被充滿冰晶的雲層環繞的滿月。
- 留意你的感受……感覺更狂野？比較不怕冒險？不那麼想睡？還是完全沒兩樣。有一天科學或許能提出解釋。

第35週 游牧民族走法

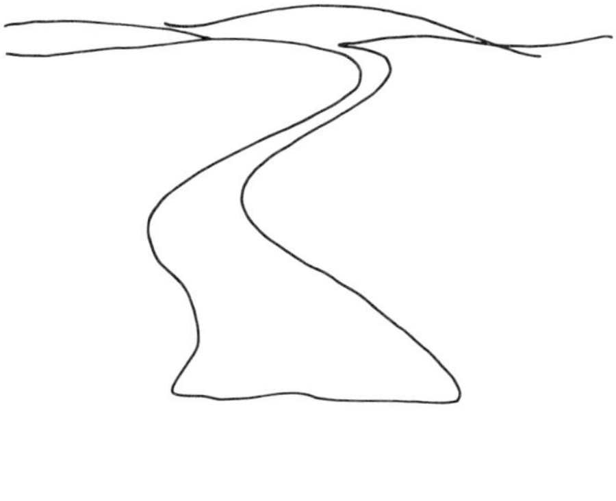

一九八〇年，法國文化研究者愛德華．史蒂格勒（Edouard Stiegler）在喀布爾工作，他注意到來到當地牲畜市場的阿富汗游牧民族，都是以步行到達此處。他對於他們炯炯有神的雙眼和生龍活虎的樣子印象深刻，並詢問他們從哪裡來。

來人告訴史蒂格勒，他們當天才剛剛抵達，翻越過沙漠和山脈，走了七百公里的路。史蒂格勒目瞪口呆。但讓他啞口無言的是他們的行進速度：這些阿富汗游牧民族只花了十二天時間，就走了七百公里。

史蒂格勒開始觀察他們，試圖了解他們如何每天步行六十公里，而且毫無疲態。他推斷，答案在於他們呼吸導向的走路方式。這些游牧民族運用了一種有意識的行走技巧，其中包括使呼吸與（節奏輕快適中）步伐同步。回到法國後，受到啟發的史蒂格勒開發了一種健行技術，並將它命名為「**阿富汗式步行**」。一年後，他的第一本書《阿富汗式步行的再生》（*Régénération par la marche afghane*）出版。

如今，阿富汗式步行有時被稱作「**呼吸意識健行**」，甚至「**瑜伽健行**」，任何人在任何環境都可以用這種方式走路，但它特別有利於耐力健行。當我在高海拔地區健行或參加長途跋涉時，我會使用這種方法。

還有，當我需要清空思緒，排除一些日常的瑣事，或者內心想獲得片刻平靜時，我也會在倫敦當地的公園裡加以運用。阿富汗式步行非常注重節奏和呼吸，近乎於冥想，因此能夠有效消除壓力或焦慮感。

阿富汗式步行背後的理論很簡單：**有效的呼吸可以讓身體獲得充足的氧氣，能夠走得更遠而不感到疲憊**。許多人運動時的呼吸方式不正確，透過嘴巴快速吸入空氣，而不是使（通過鼻腔完整的）吸氣與步伐相配合。當我們按照呼吸的節奏行走——或甚至按照雙腳的節奏呼吸——我們就會放慢並延長呼吸動作。再加上良好的姿勢（史蒂格勒在阿富汗游牧民族的身上也注意到這點），有節奏的呼吸，意味著高難度的登山和長途跋涉感覺起來會不那麼累。

阿富汗式步行並不複雜，稍加練習就能受益匪淺。除了完全用鼻子呼吸以及按腳步的節奏呼吸，沒有其他明確規定。一旦掌握了基本技巧，就可以嘗試去找出適合自己的步伐、所在位置和體能水準的呼吸時機。史蒂格勒建議依據上坡或下坡、快走或是慢走、在海平面或高海拔地區，以及我們自己的體能水準，來調整吸氣和吐氣。

要從哪裡開始？史蒂格勒建議用鼻子吸氣三次，每走一步就吸氣一次。到了第四步時，屏住呼吸。接下來的三步（透過鼻子）要吐氣。之後的一步既不吸氣也不吐氣，保持肺部清空。試試看：你應該總共邁出了八步，吸氣一次（分成三部分／步）和吐氣一次（分成三部分／步），每次吸氣和吐氣後屏住呼吸。這種 3-1:3-1 模式是阿富汗式步行的基本呼吸和跨步技巧。

走上坡路時，你需要調節呼吸。我比較喜歡爬山的 2:2 模式：每兩步進行分成兩部分的吸氣，立即在接下來兩步進行兩部分吐氣——並沒有「屏住」呼吸的環節。

找到適合你自己的步幅、步調和所在之處的節奏，確保步伐和呼吸同步。一旦掌握了阿富汗式步行技巧，走起路來會無比輕鬆。**按照自己呼吸的節奏行走是件很過癮的事，就好像我們可以不斷地走下去，走進地平線，甚至更遠處。**

史蒂格勒在他的書出版後不久就去世了，書中許多主張——包括更好的睡眠、免疫力和心血管健康——未曾在他的人生中獲得證實。不過，這種情況正在改變——加州大學的一個研究團隊最近發現：「正念運動對於生活品質、心情和認知功能的影響，甚至可能勝過傳統的體能訓練」。[1]

科普作家奈斯特（James Nestor）在他的著作《3.3 秒的呼吸奧祕》（繁體中文版由大塊出版，二〇二一年）一書中引用了許多研究，認為正確的呼吸——例如史蒂格勒筆下的阿富汗游牧民族的呼吸方式——能夠降低血壓、增強免疫力、增加骨骼密度和改善睡眠品質。（參看〈第五週：走路時的呼吸〉）。

操作技巧

■ 呼吸時不要勉強：充分、穩定、緩慢地吐氣和吸氣，並且與你的腳步同步，也不該太用力或太快。

■ 保持良好的姿勢和步姿（參看〈第二週：改善步姿〉），這麼一來，你的呼吸就不會太淺。除非在爬坡，否則吸氣應該深達橫膈膜。

■ 史蒂格勒的第二本書《行走、呼吸、生活》（*Marcher, respirer, vivre*）根據地形、年齡和體能水準提出了各種「呼吸—步幅」公式，其中包括適合最健康的人的 6:6 模式。

第36週 揹著背包走

一八八六年，美國作家布朗（Alice Brown）背上揹著行李穿越英國。她在回憶錄中寫道[1]：「行走，才是真正的活著！」聲稱她體驗到了時而像鴿子一樣飛翔，時而生活於水下，時而紮根於大地茁壯的感覺。

布朗認為帶著行李（這對於維多利亞時代受過教育的女性來說非常不尋常）是她探索之旅的一個重要部分，並解釋：「揹著背包，感覺不是一種負擔，而是額外的禮物。」布朗活到九十二歲高齡，對於一八五六年出生的女性來說，同樣極不尋常。

此後，無數人——從比爾．布萊森到雪莉兒．史翠德——都發現了背包旅行無拘無束的樂趣。**揹上背包，一里路又一里路走著，給人一種無盡的解放感。長途步行帶來的獨立、自由和自主感幾乎無與倫比，我們終於可以擺脫日常生活煩惱和責任**。此外，世界上充滿了驚險的風景和令人興奮的小徑，其中許多小徑人跡罕至，少不了得帶上背包。

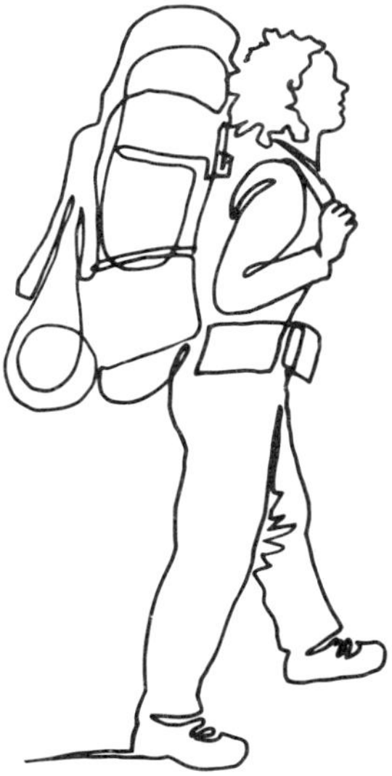

背包旅行湊巧也帶來了鮮為人知的饋贈：**耐力和持久力**。當我們揹著背包健行，悠閒的散步就變成一種考驗耐力的壯舉。在軍隊中，揹著背包快走有他們自己的稱呼：tab marching 或 tabbing。

根據發表在《英國運動醫學期刊》（*British Journal of Sports Medicine*）的研究，揹著背包快走作為耐力運動的聖杯，比慢跑更不傷膝蓋，而且不像長跑那樣非常容易受傷。揹著背包快走，可以增進臀部和身體姿勢的穩定性，使我們在從事其他運動時，也不易受傷。

揹著背包快走是一種非常有效的有氧運動：研究顯示，它所消耗的卡路里和跑步一樣多（即便不是更多）。**當我們揹著背包，身體的肌肉會更努力工作，以便讓身體和負載物能夠保持長時間的穩定度；這麼做也能重整和增強心臟功能。**

對耐力運動員的檢測發現，他們的心臟不同於其他人：功能更強健、左心室更柔韌，使血液能更輕鬆有效率地泵送。至於久坐者或運動時間不持久的人，他們的心臟比較小，肌肉僵硬，容易罹患心臟病和高血壓。[2]此外，耐力運動者的新陳代謝通常非常健康，表示他們儲存脂肪和燃燒能量的速率達到完美的平衡。

根據利伯曼教授的說法，人類是從負重的耐力徒步者演化而來的。他指出，游牧部落民族（尤其是承擔大部分負重工作的女性）通常要負荷自身體重高達百分之三十的重量，而耐力是特別適合身體的東西，[3]這也是我們擁有五百至一千萬個汗腺，以及修長且富於彈性的雙腿和肌腱的原因。因此，我們逐漸演化成適於行走、行走、行走——攜帶嬰孩、動物屍體、水和柴火。或許，這正是背包旅行何以詭異地被視為理所當然，彷彿我們正在發掘根深蒂固的分子記憶。

揹著背包走路，還能**強化從脊椎一路延展到臀部和大腿後側的肌肉**——稱作「**身體後方肌群**」——這些肌肉因為我們習慣久坐的生活方式而變得衰弱，但它們是彎腰、跳躍、站立和行走所不可或缺的。當我們揹負重物行走，我們的胸膛會撐開（使我們更輕鬆、更有效地呼吸），核心肌群被活化，帶著身體後方肌群開始運作。[4]

更有甚者，研究顯示負重行走可以增進、甚至恢復思考能力。一個實驗讓老鼠身負裝著重量顆粒的袋子去爬梯子，經過這種運動鍛鍊後，老鼠的大腦充滿了新的酶和神經元。因此，即便患有輕度癡呆症的老鼠，也能因此在認知能力上有效地恢復。[5]

要進行一場令人滿意的背包旅行，需要一些規劃和準備。透過每天定時步行來增強體力和耐力。如果你願意，可以揹著部分裝滿的背包；更好的作法是不要開車，揹著背包，走路去採購每週所需日用品。

此外，強化背部的運動會有幫助。軍隊體能教練史密斯（Stefan Smith）[6]建議事前的準備可以考慮硬舉、深蹲和舉啞鈴箭步蹲計畫。在開始長途跋涉之前，先嘗試在白天和週末去健行，讓你的身體逐漸適應背包裝滿的重量。

規劃一次遠足，將目的地的照片釘在牆上，或將它設為螢幕桌面來激勵自己。過去十年來，世界各地興建了許多新步道，也修復了數以百計的古老步道。大量手機APP使得我們能夠創造和分享路線，或追隨早期徒步旅行者的足跡，現在可說是揹起行囊出發上路的最佳時機！

此外，這樣的步行路線極為適合各年齡層女性。莫斯科尼博士（Lisa Mosconi）表示，低至中等強度的運動，能夠極大程度改善女性的新陳代謝，尤其在持續了一段時間之後。」[7]〈第四十週：像朝聖者一樣行走〉中有更多相關內容。

操作技巧

- 購置合適的背包。它應該要附有背墊、含襯墊的腰帶和肩帶。
- 正確穿戴：務必繫上腰帶和胸帶。它們有助於轉移背部和肩膀的負重，將重量分布到整個上半身。
- 拉緊繫帶，使背包緊貼著身體。在不會感到不適的情況下，儘可能束緊腰帶。

- 如果背包頂到你的臀部，表示背包的位置太低；如果超過你的頭頂，就表示太高了。
- 打包時，將較重的物品放在靠近背部（碰觸脊椎之處）的位置，較輕的物品要放在外緣。利伯曼建議將較重的物品往頂部堆放並稍微向前傾，這樣可以在揹上和卸下背包時節省力氣。
- 抬起背部時要彎曲膝蓋；切勿只揹一條背包帶。
- 不要彎腰駝背，張開胸膛——想像冰塊順著你的背滑下來。
- 找到合適自己的步調：不太快也不太慢。走得太快，容易筋疲力盡或者受傷；而如果走得太慢，肩膀會因為背包的重量而疼痛。
- 只穿著熟悉和喜愛的靴子徒步旅行。
- 使用健走杖，能增加上半身的鍛鍊量。根據「英國北歐式健走」（Nordic Walking UK）創辦人馬丁．克里斯帝（Martin Christie）的說法，使用健走杖時，我們會動用到百分之九十的肌肉。[8]
- 健走杖也有助於保持平衡——這在揹著背包行走時很重要，因為大背包會讓我們走起來時比較不穩定。小步幅也有助於保持平衡，因此遇到下坡和不平坦的地形時要縮短步幅。

- 經驗豐富的背包行軍者歐凱利（Liam O'Kelly）中尉表示，在肌肉因走路而發熱時做點伸展，也能增加柔軟度。[9]
- 保持水分充足——在長時間揹著背包行走的期間和前後都要喝水。
- 與朋友同行：研究顯示，有朋友陪伴時，我們會覺得距離比較短，也不那麼令人畏懼。[10]但如果你獨自行走，也不必擔心：同樣的研究顯示，光是「想像」身邊有朋友陪伴，也能產生相同的效果。

第37週 覓食步行

一九四三年九月，當時尚未成名的旅行家格雷（Patience Gray）帶著孩子，住在索塞克斯林地深處一間偏遠破舊的小屋。那裡距離最近的商店，往返需要四英里，他們每週步行兩次。不久，格雷開始採集蕈菇，將它們帶回家辨識和烹飪，並激發了她對採集食物貪得無厭的胃口。

此後，格雷的餘生都在尋找食物，最著名的是她在法國、西班牙、希臘和義大利終日漫遊，採集可食用植物，結果誕生了經典烹飪書《來自野草的蜂蜜》（*Honey from a Weed*）。

為了覓食而行走讓我們得以沉浸大自然，這是其他步行所無法比擬的。毫不誇張地說，我們會發現置身於黑莓的棘叢，鼻子聞到漿果的氣味，皮膚沾染汁液，耳邊響起一隻忌羨的小鳥的歌聲——這是大自然最本然、最美味的一面。格雷認為，覓食讓我們充分體

驗到人與植物的關係。走路覓食也提供了機會，讓我們在朋友、祖父母和孩子的陪伴下漫步數小時、邊走邊採集（以及經常吃東西）。

任何人都會覓食，但孩童天生就喜愛覓食。格雷從「在二、三月間四處遊蕩找尋野菜的孩子」身上，蒐集到大部分的覓食知識。她最受歡迎的「野菜課程」來自一位七歲女孩，她知曉如何烹食她父親葡萄園裡的每一種野菜。[1]

研究坦尚尼亞狩獵採集者的人類學家發現，五歲以上的兒童特別熱中於採集食物，他們一眼就能看見水果、鳥類、塊莖、蜂蜜和小型獵物。[2]我的十二歲女兒具備一個能嗅出野生松露的鼻子，差點就害得訓練有素的松露獵犬失業！因此，當演化心理學家相信我們的覓食衝動深植於血脈，以某種方式編碼在DNA中，也就不足為奇了。

我們居住的地方決定了我們可以尋覓什麼為食。在希臘的納克索斯島（Naxos），格雷覓食野生菊苣、水飛薊和萬壽菊。在義大利，她採集野生蘆筍和野生甜菜。在英國，她採集蕈菇、蕁麻和酸模。我的家人在威爾斯海岸長大，他們會覓食螃蟹、馬勃和黑莓。

過去二十年來，我走路尋覓過越橘、野生覆盆子和雲莓（挪威）、核桃（西班牙）、海蓬子（諾福克）、貽貝（愛爾蘭）、松露（索塞克斯）、栗子（倫敦）、玫瑰果、蒲公英葉、野蒜、接骨木花、蕁麻、水薄荷和黑莓（幾乎無所不在）——沒有什麼能比帶著新鮮免費的農產品滿載而歸更令人滿足。

此外，知曉許多採集來的食物都是所謂「**超級食物**」，富含維生素、礦物質和植物營養素，讓人愈加欣慰。近來刊登在《每日健康》（*Everyday Health*）[3]的十大超級食物清單——根據「美國國家衛生研究院」的原始表單——包括了七種容易在野外取得的食物：漿果、海鮮、大蒜、蕈菇、綠色葉菜、堅果和種子。

隨處可見的黑莓富含抗氧化劑以及維生素C、A和K。給老鼠餵食黑莓的研究發現，牠們的平衡感和協調性都獲得改善，而且「短期記憶力明顯增強」。[4]蕈菇的非凡特性眾所周知，科學家正以真菌療法治療乳癌。[5]蒲公英葉富含鐵、鈣、鉀、鎂及多種維生素。研究顯示蕁麻葉可以降低發炎、血糖和血壓水平。[6]野蒜的葉子對於降低血壓特別有效，也和大蒜一樣具有抗菌作用，並富含植化素。[7]堅果和種子是蛋白質、抗氧化劑和纖維素的絕佳來源，美國洛馬連達大學（Loma Linda University）的研究顯示，每天吃一把堅果，可以大幅降低膽固醇。[8]

我通常在春天和秋天步行覓食。我在春季採集蒲公英葉和蕁麻葉（四月）、野蒜和接骨木花（五月／六月），而在秋季採集海棠、黑莓、黑刺李、玫瑰果和西李（八月／九月）；以及松露、蕈菇和堅果（九月／十月）。你可以依據居住地，以及家人或朋友喜歡吃、喝、保存或烹飪的食物，制定覓食日曆。

一份妥善的「覓食指南」至關重要，你甚至可以視為一項投資。格雷喜歡菲利普斯（Roger Phillips）撰著的《野生食物》（*Wild Food*）；我父母則依賴梅比（Richard Mabey）《免費食物》（*Food for Free*）一書的指示。關於真菌，我目前（謹慎地）參考達恩（Geoff Dann）寫的《可食蕈菇》（*Edible Mushrooms*），我也喜歡萊特（John Wright）的《覓食者日曆》（*The Forager's Calendar*），以及休斯頓（Fiona Houston）和米恩（Xa Milne）合著的《海藻》（*Seaweed*）和《吃了吧》（*Eat It*）二書。這些書中包含了許多安全食用所採集的原料配方，包括香蒜醬、蜜餞、利口酒、沙拉和糖漿。

操作技巧

■ 絕對別吃任何你不確定的東西。有導遊帶領的覓食探險，是在你所在地區找尋安全食物的絕佳方式。

■ 以維持永續的方式採集，只獲取需要的東西，不要挖掘受到保護的植物。避免進入私人土地。

■ 英格蘭和威爾斯的法律規範很明確：我們可以採摘任何野生植物，只要是供個人使用而非為了商業利益。[9]

■避免在有污水、污染、狗和使用農藥的地方覓食。好好清洗你所採集到的野菜。

■備好充足的容器，或者像真正的地中海採集者那樣穿著自製的圍裙行走；圍裙有三個口袋（據說一個裝苦味野菜，一個裝甜味野菜，最後一個裝根莖植物和蕈菇）。

■擔心吃下太多點心的誘惑？不需要。英國大學的研究人員發現，步行十五分鐘，可以抑制我們對零食（巧克力）的渴望。然而，如果這個零食是黑莓，又有什麼好擔心的呢？

第38週 爬山

一三三六年四月某個天氣溫和的日子，義大利詩人佩脫拉克前往攀登法國南部的旺圖山（Mont Ventoux）。同行的兄弟毫不猶豫選擇了最直接的路線「直攻山頂」，然而佩脫拉克找到了隱密的蜿蜒小徑，這意味著他可以完全避免陡升的攀登。

佩脫拉克在札記寫道：「只要山路不那麼陡峭，我不介意多走點路。」不幸的是，他走的幾條路線都是向下而非向上，因此他只是在增加距離和難度。當他的兄弟都已經躺在山頂上休息，佩脫拉克咒罵自己活該想要避免辛苦的攀登。[1]

六百年後，作家南．謝帕德（一名絲毫沒有佩脫拉克自詡懶惰個性的女子）宣稱她熱愛辛苦的爬山。對她來說，費力的攀登才是重點，從中體驗到的幸福感正是長途攀登過程中保持有節奏移動的直接報酬。[2]

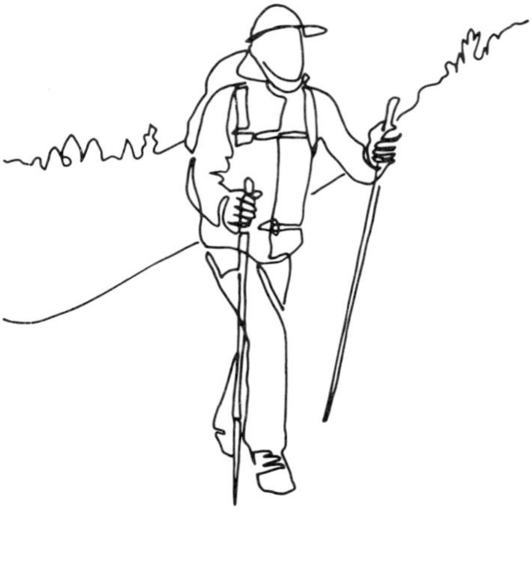

謝帕德是有科學根據的。辛苦地上坡——無論速度多慢——都會像跑步那樣高強度地鍛鍊身體，提升心率，燃燒卡路里，並引發號稱「跑者高潮」的內啡肽激增。然而，爬山不同於跑步，既不傷關節，也不妨礙我們欣賞風景。

在山地行走，會動用到不同於平地行走的肌肉。徒步上坡時，我們的腹部、臀部、臀大肌和背部肌肉會發揮作用，穩定住我們的骨骼。因為在攀爬時，我們的身體會前傾，幫助推動我們向上。根據刊登在《步姿與姿勢》（*Gait & Posture*）期刊的一篇論文，在上坡行走時，臀大肌、大腿後肌和小腿肌會承受更大的負荷。的確，當我們在爬坡時，會動用到下半身的每一塊肌肉。而坡度越陡，腹部和背部的肌肉就得越用力，以便身體保持直立。

當我們擺動雙臂，身體會些微的扭轉，代表腰部兩側肌肉（斜肌）也會發揮作用。所有這些使得骨骼保持平衡和穩定的動作，意味著**爬山很能鍛鍊核心肌群，特別是穿越不同地形時，身體必須重新平衡我們所跨出的每一步**。費力的跋涉比任何其他步行，更能將我們與正在怦怦跳動的心臟連結起來。

有趣的是，上坡和下坡行走會使用到不同的肌肉，並對身體產生不同的影響。上坡時，我們的肌肉會縮短（向心收縮）。但下坡時，身體要抵抗重力，因此肌肉會拉長（離心收縮）。

奧地利福拉爾貝格研究所（Vorarlberg Institute）的科學家比對上坡和下坡健行者的血糖、膽固醇和三酸甘油酯水平，發現儘管這兩組人的低密度脂蛋白膽固醇（壞膽固醇）都降低了，但只有上坡健行者還降低了三酸甘油酯（與心臟病和中風有關的脂肪）。

最令研究人員感到困惑的，是下坡步行發生了意想不到的影響：它在改善葡萄糖耐受性和消除血糖方面的效果是兩倍之高。結論是：下坡步行對於糖尿病患者或剛開始運動的年長者來說，可能是一個絕佳的選項。[3]至於對一般人來說——不管是步行上山或下山，都有好處。

還有另一個原因，讓我們應該將爬山列入步行項目之中。近來研究發現，結合一般步行與較快速步行的人，是更有效率的徒步者。為什麼呢？隨著年齡增長，我們的行走效率會下降，需要越來越多氧氣才能跟上年輕人的步行速度，因此更容易感到疲勞。但奧特加（Justus Ortega）教授的研究發現，高效率的徒步者在老年時更有可能進行混合鍛鍊，每週從事一至兩次比中等強度步行更劇烈的活動（例如跑步或騎腳踏車……或爬山）。

奧特加教授告訴《紐約時報》記者，較高強度的運動可以促進粒線體（細胞的發電廠）的健康和功能，而溫和的步行則達不到這種效果。粒線體的狀況越好，運動效率越高，走路時越不容易感到疲勞。[4]

爬山的過程中包含了攀爬、下降和平地行走，正是完美的混合式運動！

當然，爬山還帶來許多樂趣。有些人喜歡高海拔地區空氣稀薄的感覺。（參看〈第二十三週：高海拔步行〉），其中包括南．謝帕德，她相信隨著空氣越來越稀薄和有刺激性，她感覺更輕鬆，走路也更不費力。

掃視周遭景象，將眼睛切換到全景模式（參看〈第八週：全景視野走路〉）。山帶給我們寧靜、芬芳和孤寂感，更重要的是，**爬山讓我們有深刻的滿足感和具體的成就感——我們實實在在地站立於世界之巔**。

一八八七年，登山先驅穆默里（Mary Mummery）在雷雨中成功登上以困難著稱的阿爾卑斯山泰施峰（Täschhorn），她完美地表達了這種心情：「沒錯，現在時間很晚了，我們又冷又餓又累！我們的確陷入深度及膝的雪地。但泰施峰是我們的，我們不介意這些小波折。」[5]

操作技巧

■ 使用登山杖。根據發表在《歐洲應用生理學期刊》（*European Journal of Applied Physiology*）上的研究[6]，使用登山杖不僅能運動到全身，使肩膀和手臂得到鍛鍊（並承受部分體重），還可以延緩長途攀登時的疲勞感。在下坡時，登山杖能減輕膝關節和髖關節的負荷。上坡時縮短登山杖，下坡時拉長登山杖。

- 找出緩慢、穩定的節奏，並利用阿富汗式呼吸法（參看〈第三十五週〉）。
- 縮短步幅：上坡和下坡時，步幅越小越好（下坡對膝關節造成的壓力，是平地行走的兩倍）。
- 確保你的步行靴合腳且具有良好的腳踝支撐。考慮添加額外的緩衝墊（例如鞋墊或超厚的襪子），來吸收下坡時產生的額外衝擊力。
- 爬山並不是山地跑步的簡單替代方案：走陡坡比跑陡坡更能強化小腿肌肉，這說明為何有些專家建議跑者將「上坡行走」納入訓練計畫。[7]
- 找朋友同行：根據研究[8]，當我們和朋友一起健走，山丘就會看起來不那麼陡峭。
- 上坡行走可能使得腰痛加劇。所以請慢慢地開始，隨著背部肌肉的強化，而加快步行速度和持續的時間。

第*39*週

邊走邊聞

作家暨海洋生物學家卡森（Rachel Carson）過世後，人們挖掘出她從未發表的作品，內容說到每當她想起在島上散步時遇見的鶯，這段回憶總伴隨著一股濃鬱的香味：「那是所有令人陶醉的芬芳——松樹、雲杉和楊梅——混合而成的苦甜氣味——在七月陽光下變得溫熱。」[1]這是氣味的拿手好戲，能讓我們立即回到某個時間地點，因此，鼻子可說是我們步行時極令人滿意的同伴。

我們處理氣味的方式不同於其他感官。氣味不是透過稱作「視丘」的腦區被過濾，而是直達大腦深處的初級嗅覺皮層。嗅覺是五種感官中最原始的一種，萬古之前，嗅覺能力幫助人類找尋食物和避免危險。可惜，如今我們以螢幕為基礎的生活，讓嗅覺變得日漸衰弱。

然而，我們的鼻子構造是驚人地複雜，這種化學感測器含有三百五十個氣味受體基

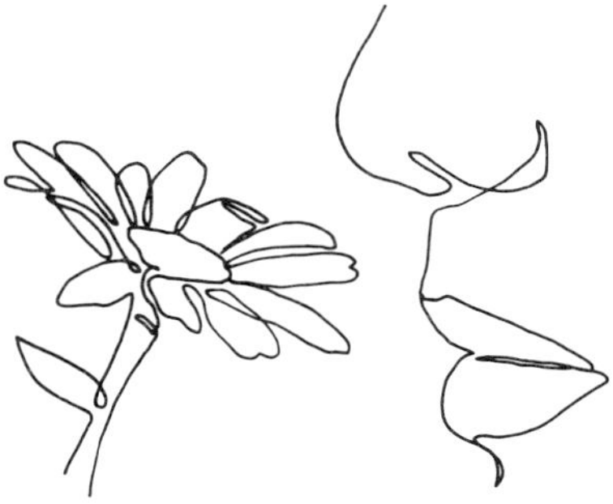

因，經過數百萬年的發展，能偵測到最淡薄、最微妙的氣味。步行能使我們與嗅覺——一種似乎不可能對身體和大腦產生影響的感覺——重新建立聯繫。

過去幾十年來，研究調查人類吸入精油的影響，並報告了驚人的結果。**見於松樹、迷迭香、薰衣草和其他數十種植物中的芳香化合物，與減輕疼痛和焦慮、抑制腫瘤、緩和發炎、改善睡眠、提振心情，以及增強注意力和記憶力有關。**

這些結果或許不該令人驚訝。畢竟，人們使用精油的歷史由來已久。早在西元前四千五百年，埃及人就將茴香、雪松和沒藥混合製成藥膏。若干世紀後，中國和印度的治療師列出了七百多種芳香療法的植物，包括肉桂、薑和檀香。接著，希臘人有樣學樣，記錄下他們對百里香、藏紅花、薰衣草和薄荷的使用。如今這些精油廣泛應用於製藥業，其生化特性已被證明具有抗發炎、抗微生物、抗病毒、防腐、抗癌和抗真菌的作用。[2]

現在，鼻內途徑已充分被認定是透過肺部和血液進入大腦的途徑。氣味分子穿過血腦屏障與中樞神經系統相互作用，立即引發生理變化，從改變血壓和肌肉張力，到脈搏率和大腦活動的變化。松針油已確定可以阻止癌細胞的增殖，[3]而研究顯示，提煉自歐洲赤松葉的精油，有助於抑制某些形式的乳腺癌腫瘤。[4]對老鼠和人類所做的大量研究發現，吸入迷迭香油可以改善記憶力、提高注意力、減輕發炎和緩解疼痛。[5]

此外，吸入薰衣草的氣味能大幅降低焦慮程度，[6]並讓人感到放鬆。[7]事實上，薰衣草精油是被研究得最透徹的精油，功效（包括進入深層睡眠和提高注意力）無可爭議。[8] 薄荷油的氣味成功抑制了住院病人的噁心和嘔吐。[9] 在吸入鼠尾草油後，焦慮症患者的心率明顯變慢了。[10] 對於患有阿茲海默症的人來說，檸檬香蜂草油可以改善記憶力和提振心情。

索塞克斯大學的研究發現，聞一聞檸檬油，會改變我們對身體的感覺，我們會感覺更瘦且更輕盈。換句話說，某些氣味也能影響情緒。

許多這些香氣濃鬱的植物和藥草都在野外大量生長。最近，我在馬賽附近的海岸健行，伴隨著令人陶醉的薰衣草、鼠尾草、百里香和迷迭香的香氣。過段日子我到西班牙內華達山脈（Sierra Nevada）健行時，我的香氣同伴已然包括了野羅勒和茴香。這兩次徒步旅行都讓我記憶深刻，我將之歸因於異香紛呈的芬芳空氣，以及某些精油與記憶之間已被證實的聯繫。

植物在炎熱的天氣或雨後（最好是下過傾盆大雨之後的大熱天！）散發出最濃鬱的香氣，不過我們可以在走路經過時，用手指揉擦葉子、漿果或花瓣，或者折下一段枯枝（例如杜松）來享受芬芳。令人驚訝的是，我們的氣味細胞每隔一到兩個月就會更換一輪。所以，為何要白白浪費？

操作技巧

■ 尋找富含芳香植物的地區去健走：地中海山區長滿藥草的小徑、松樹林、藍鈴花樹林、溪邊與河畔長滿薄荷的潮濕地。在城市尋找林木繁茂的公園，或正規的玫瑰花園和香草花園。

■ 緩步慢行，不時閉上眼睛，用雙手遮住耳朵，將注意力重新轉移到你的氣味受器細胞。

■ 吸入香氣後，立即緩緩吐氣：在經過嗅覺感測器的回程中，氣味會增強。

■ 如果要直接嗅聞一朵花的氣味，可以運用調香師的技巧，進行一連串短而淺的嗅聞（使氣味充塞我們的嗅覺受器）。

■ 天暖時最理想——許多花朵在最多昆蟲出沒的日子裡會釋放出大量的香氣。

■ 欲知城市氣味漫步，請參看〈第十一週：城市氣味漫步〉。

第40週

像朝聖者一樣行走

一九五三年的第一天，一名後來被稱作「和平朝聖者」的女子離家開始步行。她穿著一件海軍藍外衣，上面印有「為和平徒步兩萬五千英里」字樣。她的背包裡只有一套換洗衣物、一把牙刷和梳子，但沒有半毛錢。的確，和平朝聖者此後再也沒有使用過或攜帶金錢。

她也未曾恢復正常生活。她每天走二十五英里路，穿越美國、加拿大、墨西哥，徹夜行走，穿過炎寒、冰雪風霜和暴風雨。往後二十八年的餘生，她都在朝聖的路上度過。她從哪裡找到精力、耐力和勇氣？「是上帝。」她解釋道，並將自己極佳的健康歸功於她充沛的靈性。[1]

朝聖做為一種自願為之、以徒步方式進行的精神之旅存在已久。早在西元一三〇〇年，每天就有三千名朝聖者抵達羅馬。在日本，關於朝聖的書面記錄——許多女性唯一一

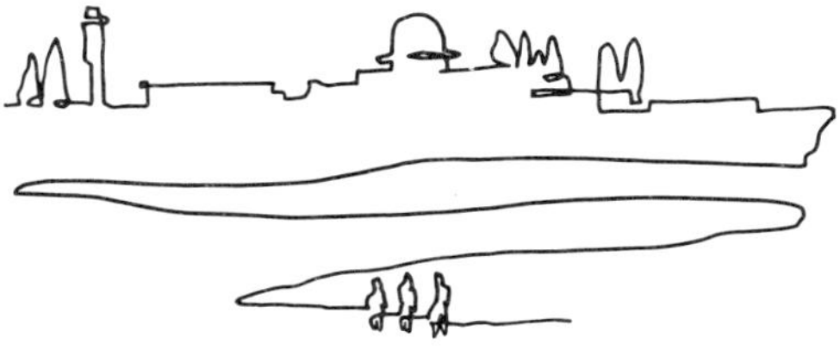

次離家的機會——可以追溯到平安時代（西元七九四年至一一八五年）。第一次穆斯林前往麥加朝聖（稱作朝覲〔Hajj〕），則發生在六二八年。

過去幾十年裡，朝聖活動重新盛行了起來——**徒步旅行者尋求精神上的回春，踏上古老的朝聖之路，希望透過日復一日的行走，融入比自己更宏偉的事物中**。二〇一九年，三十五萬名朝聖者抵達西班牙聖地牙哥德孔波斯特拉（Santiago de Compostela），而另有兩百萬人前往聖地麥加朝覲。每年共有三億三千萬人前往朝聖。[2] 近年來，致力於恢復和推廣朝聖路線的新興組織大量出現，包括英國朝聖信託基金（British Pilgrimage Trust）、義大利的南方文化路線計畫（South Cultural Routes Project）和挪威朝聖中心（Pilgrim Centre）。

然而，朝聖不必然得長途跋涉。中世紀朝聖者肯普（Margery Kempe）是「微型朝聖」的忠實信徒——距離最近的聖地，不超過兩英里。根據英國朝聖信託基金會的說法，**重點不是多遠，而是過程**。

那麼，朝聖和與一般散步有什麼不同？首先，朝聖需要一個有意義的目的地。在過去，那通常是某個聖地，但如今可能是一株老樹、受人敬重的畫家或建築師的房子、某個使我們留下特殊回憶的地方，或者是某種稀有蘭花的所在地。其次，朝聖需要有意圖。此事可以很簡單，例如規劃一天的工作，或者在睡前放空思緒。此外，它也可以更引人深思、更具挑戰性：我們想要幫助解決的問題，或者想要感謝的事。

朝聖也不必然非得走傳統的朝聖路線，我最重要的紀念路線，是走在父親生前最後一天漫步的海灘。「所謂朝聖，是你實際走在一條具體存在的路線，懷著某個明確目標——你的目的地——以及到達目的地的方式：步行。簡單可能正是找到心之所向的秘訣。」英國朝聖信託基金的海沃德博士（Guy Hayward）如此告訴《衛報》的記者。

簡單是件好事。但我們是否更有可能在真正的朝聖之旅中體驗到某種精神上的超越？聖地亞哥德孔波斯特拉朝聖專家弗雷（Nancy Frey）如此認為：「當朝聖者開始行走時，會發生一些事情……他們產生時間感的變化、感官變得敏銳，以及對自己的身體和所見的景觀會產生新的認識。[3] 弗雷觀察到**朝聖者與周遭環境的深刻連結，培養出「強烈的活在當下的意識」**。[4]

參與耶魯大學—哥倫比亞大學研究的研究人員發現，精神體驗涉及了「感知的明顯轉變，緩解了壓力帶來的影響」，這證實了早期將精神體驗與更強的適應力關聯起來的報告。[5]

近年來，無數研究調查靈性與信仰在我們身心健康中所佔的地位。有些研究發現，「屬靈」的感覺可以提升對生活的滿意度和幸福感、更清晰的目標和意義感、宏大的希望和樂觀情緒，以及更低的憂鬱和焦慮程度。[6] 神秘的是，有些報告顯示靈修與長壽之間的相關性。這類報告[7]的作者布魯斯（Marino Bruce）副教授解釋了這種感覺：

> 你在這個世界並不孤單，你隸屬於某個比自己更強大的力量，這讓我們有信心處理生命中的問題。就生物學角度而言，如果這能減輕壓力，那就意味著你罹患高血壓、糖尿病或其他會增加死亡率的疾病的機率較小。

又或許，我們的精神體驗是複雜的神經化學混合物所造成的結果：二〇〇八年的研究將精神體驗與多種神經化學物質的水平升高做了連結，包括多巴胺、褪黑激素、內啡肽和幸福傳遞物質血清素。[8]研究認為「靈魂出竅」的體驗（實在找不到更好的用語）若非觸發了生理因素，就是被生理因素所觸發——這並不會貶低其價值，反而是在加以闡明。

無論我們信仰什麼，在朝聖之旅中會有成千上萬以前走過相同路線的人「陪伴」著我們——如果這是一條經過規劃的路線——眼下走在我們身旁的朝聖者，可能提供了一種集體慰藉感，這是其他徒步旅行所無法提供的。

朝聖之旅也許可以很短暫，但傳統的朝聖路線通常需要數天（甚至更長時間）的持續行走，你得有足夠的精力和耐力。莫斯科尼博士在《XX 大腦》（*The XX Brain*）一書中表示，這正是女性擅長且從中受益的運動。她解釋說，女性擁有佔優勢的一型肌纖維……

糖燃燒雌激素，以及更大的毛細血管密度。這種強大的組合意味著她們能夠高效地使用葡萄糖，也有助於血液透過肌肉組織不停地循環。

莫斯科尼聲稱，女性的耐力更為持久，而且大多數女性需要以較低強度從事較長時間的運動，以促進新陳代謝和最有效的有氧健身。[9]這正好是我們走路時發生的情況……

操作技巧

- 考慮以禮拜場所作為你步行的終點。英國朝聖信託基金會建議，在教會進行晚間禮拜時結束你的步行。
- 朝聖專家戈格蒂（Clare Gogerty）在二〇一九年出版的著作《小徑之外》（*Beyond the Footpath*）一書中，建議讀者可以書寫「朝聖日記」，了解沿途動植物的名稱，並且記得關掉手機。
- 對於那些想要獨自行走卻又希望有機會結伴的人來說，走朝聖之路是絕佳的選項。走在「聖雅各之路」之類的朝聖路線上的朝聖者，往往會結下終生的友誼。

■ 還是不確定要去哪裡？搜尋手機應用程式和網站，如 explorechurches.org；林地信託（Woodland Trust）列出的老樹清單（ati.woodlandtrust.org.uk）；英國遺產組織（English Heritage）的藍色牌匾計劃（提供倫敦藍色牌匾〔London Blue Plaque〕應用程式）；ancient-yew.org 網站上列出了英國最古老的紅豆杉；以及 megalithic.co.uk 網站列出了立石和巨石。

■ 「朝聖文學」長盛不衰。如果需要靈感，試試斯塔格（Guy Stagg）著作的《十字路口》（*The Crossway*）、布徹（Justin Butcher）的《步行到耶路撒冷》（*Walking to Jerusalcm*）或「女行者」（GirlTrek）的線上記述，追隨社會運動者塔布曼（Harriet Tubman）的足跡。[10]

第 *41* 週 走到迷路

一九五五年，法國理論家德波（Guy Debord）創造了**「心理地理學」**和**「漂流」**（le dérive）這兩個用語，來描述城市步行純粹是為了探索我們對景觀的心理反應。[1]「漂流」與第二十五週「有目的的步行」或第四十週「像朝聖者一樣行走」正好相反，它要求我們迷路，沒有意圖或規劃地漫步，欣然接納城市中那些被遺忘的角落。

我經常在我的家鄉倫敦漂流——不是因為我是心理地理學家，而是因為我喜歡迷路。迷路會讓我驟然清醒，就好像直接往腦裡倒進一杯雙份濃縮咖啡並充分攪拌。當我們迷路時，我們會接觸新的風景和地標——迫使大腦運作起來做筆記，與周圍環境互動。大腦喜歡新奇的事物，面對新鮮事物時，大腦會立即建立新的神經通路，在過程中提高記憶力和學習能力。

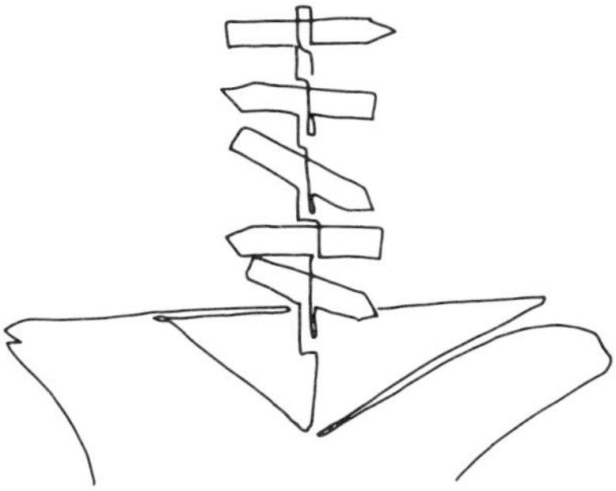

神經科學家發現，稱作「黑質」和「中腦腹側蓋區」（對於學習和記憶至關重要）的腦區會被新的圖像給活化，尤其當這些圖像是積極或令人愉悅的。這種快樂與新奇的結合會觸發新神經元的生成，同時獎勵我們一劑多巴胺。

當我們迷路時（或者我們自以為迷路時），大腦會急著保護我們，使我們以嶄新的活力與周遭景觀互動，這與我們用 Google 地圖導航的情況相反。在盲目跟隨一個小紅點時，我們無法注意到上方、下方或後方事物，而隨著所見景觀被馴服和轉譯，我們與精彩豐富的周遭往往失之交臂——從歷來建築師用以彰顯個人作品風格的建築裝飾細節，到嫩葉舒展時閃閃發亮的新綠。同時，我們也失去了偶然闖進未知世界，意想不到遇見全然新奇地方時的刺激和興奮。

當我們迷路時，我們被迫發展尋路技能——這對女性來說尤其重要，因為女性被認為比較不擅長在空間中定位自己。人類學家卡什丹（Elizabeth Cashdan）說，空間技能是已知最大的性別認知差異。

卡什丹調查世界各地文化和各物種的空間技能，她說，這無關乎女性大腦，而是與文化制約和女性自信有關。縱觀歷史，雄性通常會為了尋找食物和配偶而前往遠方，進入不太熟悉的地區，但雌性被鼓勵留在離家較近的地方。

因為營養不良，我們的導航技能日漸衰退，我們的位置和網格細胞也萎縮了。[2] 目前的研究認為，更廣闊的旅行範圍與更強的空間認知是相互影響的，無論性別。換言之，在沒有地圖的情況下，花費越多時間在陌生地區找路，我們的空間理解力就會越好。

更重要的是，我們對「**大腦可塑性**」的新認識，意味著每個人都可以重構大腦的線路，使之具有空間能力。根據索爾比（Sheryl Sorby）教授的說法，這只需要十五個小時的訓練，不管我們處於任何年齡都能辦到。[3]

空間認知不僅是性別議題，也是年齡議題。自青少年時期開始，我們的空間定位能力逐漸下降。如同任何認知技能，尋路能力也需要練習。在行走時迷路，是改善我們空間定位能力的絕佳方式，迫使大腦去利用一切可運用的資源。

吊詭的是，有計劃的迷路效果最好！否則如果我們發現身處黑暗和危險的地方，或者無法獲得食物和水，那麼迷路很快就會從興奮刺激變成一種可怕的經驗。

操作技巧

- 走到迷路是探索一座新城市的絕佳方式，但務必帶著地圖。
- 未開發的區域往往就在我們家門口，或者短程巴士或火車能到達的路程內。為了充分享受迷路的樂趣，請選擇一個安全且適合步行的區域。

- 在早上出發：當天色變暗時，進入未知世界會更加令人不安。
- 帶上地圖、指南針、手機（僅用於緊急情況）和充電器或備用電池、水瓶，以及零食。
- 選擇合適的同伴（並非每個人都適於迷路）。德波建議兩人或三人一起漂流。
- 更棒的是，自己一個人去。英國心理學家龐德（Michael Bond）在《尋路：我們如何找到路，以及迷路的藝術與科學》（*Wayfinding: The Art and Science of How We Find and Lose our Way*）一書中，敦促我們靠自己去探索，因為只有孤身一人時，我們才能不委以他人、充分運用我們的定位技能。
- 「德波式的漂流」可以持續幾分鐘到幾天，「平均持續時間」為一天。欲知更多訊息，請參閱德波的「漂流理論」。[4]

第42週

飯後散步

為何許多人認為在大吃大喝之後運動有礙健康？多虧了我的祖母，我從小就堅信吃完飯後坐下休息，消化效果最好。她告誡我，飯後運動會發生痙攣、消化不良，甚至更糟的情況。所以幾十年來，我吃完飯後幾乎動也不動，飯菜吃得越多，我就動得越少。事實上，我很聽祖母的話，而身為母親的我也花費許多功夫試圖說服不聽話的孩子，在吃完飯後應該安靜坐著。我解釋說，好整以暇慢慢地進食，對健康至關重要。

直到四十多年後，嚴謹的科學才破除了這個「飯後不能運動」的迷思。情況正好相反：飯後從事溫和的運動好處多多，從有助於預防便秘到降低血糖水平。完美的溫和運動自然是走路，或散步，或閒逛。

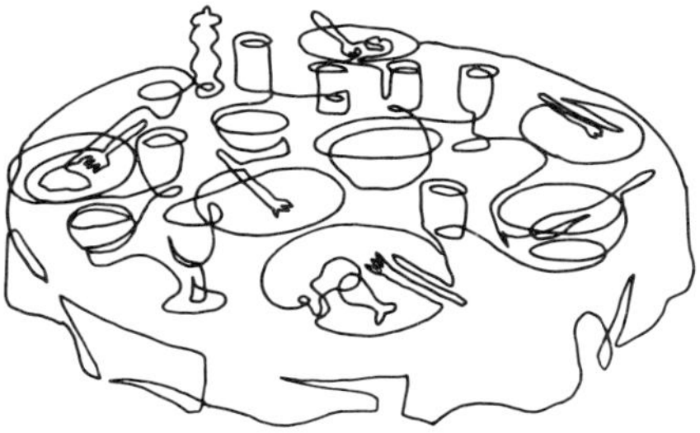

更重要的是，飯菜吃得越多，我們的身體就越需要飯後散步。好消息是，只要步行個

十分鐘，就能降低暴飲暴食所引發的血糖驟升。

說到消化，運動加上重力，似乎有助於讓食物順利通過消化系統。《腸胃》（*Gut*）期刊報導，「適度運動可大幅加快消化的時間」，而排便頻率和糞便重量保持不變。[1]換句話說，運動能幫助維持腸胃運作，降低便秘風險。此外，患有慢性便秘的中年人每天散步三十分鐘，就可以減輕許多腸阻塞症狀（呃哼……減少「使勁」的時間，軟化糞便，減少「排便不徹底」）以及加快糞便通過結腸的時間。[2]

飯後散步不光能幫助消化。二〇一六年一項很有意思的研究發現，**飯後散步，比一天中任何時間的散步，更能調節血糖水平**。研究人員希望了解第二型糖尿病患者在吃完主餐後散步十分鐘比較好，或者一次散步三十分鐘比較好。最後發現，相較於每天半小時的步行，更短且更頻繁的步行（尤其是飯後散步）可以降低血糖水平。

相較於每天一次步行，飯後步行使得血糖水平進一步下降了百分之二十二，這讓紐西蘭奧塔哥大學（University of Otago）的研究人員大膽推測，飯後散步可以減少注射胰島素的需要。[3]新近的統合研究證實了這些發現：無論在一天中的什麼時間段，飯後所從事的運動，都對飯後血糖產生有益的影響。」[4]

即使沒有罹患糖尿病，也能藉由飯後散步得到好處。就算是非糖尿病患者，他們的血糖也會在大吃大喝之後飆升。很多人通常在晚上攝取更多碳水化合物，飽餐義大利麵、披薩、馬鈴薯、米飯或麵包。此外，隨著夜幕降臨，我們更容易無精打采地躺在沙發上（或上床睡覺）。因此，無論天氣好壞，我們都應該出去走個幾步，而不是拿起電視遙控器，或更糟的——蜷縮在羽絨被下面。

就像飯後散步能使廢棄物加速通過腸道，它也能加速營養物質的傳輸，有效將重要的生化物質、維生素和礦物質輸送到適當的目的地。想像一下，飯後的運動有點像是將潤滑油滴進生鏽的鎖中，讓食物的營養物質順利傳送到全身。

當我開始飯後散步後（有時跟朋友或女兒，有時跟丈夫，但常常是獨自一人），我發現了一些額外的好處。首先，我比較少喝酒了。我在應酬時發現沒有什麼非將杯子給倒滿的必要！其次，我變得不太願意清光桌上的食物，因為等會兒還得走路，阻止了我忍不住想要撿剩菜的衝動。第三，散步讓我再度活力煥發，回到家後更能好好集中注意力，也更願意讀點書，而非癱倒在沙發上。最後，我睡得更好了！也許是因為傍晚昏暗的天色有助於觸發褪黑激素的產生，或者因為有節奏的呼吸使我能夠平靜下來。

你也沒有必要為晚上的散步時間太短而感到內疚。正如奧塔哥大學研究人員的建議，十分鐘就足夠了！但也有研究顯示，就降低血壓而言，[5]三次為時十分鐘的步行，可能比一次較長時間的步行更為有效。三餐飯後散個小步，有助於防止血糖驟升，還能降低血壓。

操作技巧

- 如果你感到不適，吃完飯試著等個幾分鐘再走。
- 飽餐一頓之後，沒有必要跨大步伐或快速行走——這是在散步，而不是強力健走。
- 留意姿勢，記得從臀部挺直身體。別垮著吃飽的肚子。
- 晚餐後想在昏暗的燈光下漫步？參考〈第三十四週：滿月下行走〉和〈第四十六週：夜間散步〉的建議。

第43週
結伴一起走

數百年來，威爾斯的山間迴盪著種種聲響：達達的馬蹄聲、犬吠聲、牛吼聲、豬的呼嚕聲、鵝鳴聲。而最獨特的當屬趕牛人特有的高亢嚎叫聲，他們（偶爾是女性）將數量眾多的牛群從威爾斯驅趕到倫敦。

兩百英里的路程縱使緩慢而艱辛，但他們並不孤單。趕牛人成群結隊地行走，遠在幾英里外就能聽見吵鬧聲。他們身旁有好幾十個結伴同行者——到倫敦當學徒的男孩、去當僕人的女孩、前往拜訪朋友和家人的婦女、牛販子、尋求冒險的年輕富家公子。組織鬆散的人群和動物一路蜿蜒前行，一同吃飯，一起睡覺，共同行動……讀到牧牛人及其同伴的故事，總讓我們想起一同散步的樂趣。

人類學家英戈爾德（Tim Ingold）和韋根斯特（Jo Lee Vergunst）將步行描述成「一

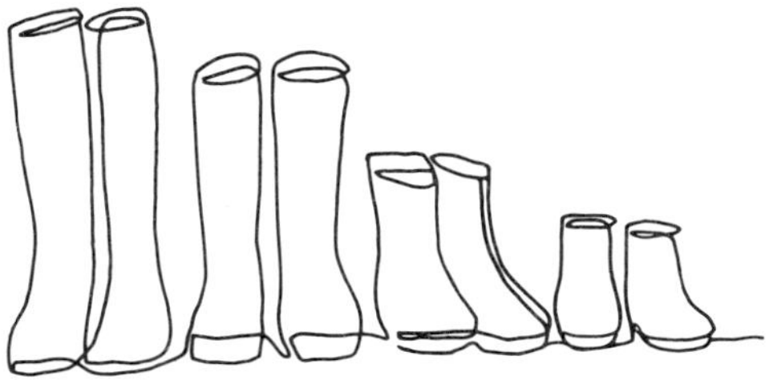

種深刻的社交活動」。[1]歷史的確證實了這件事：抗議、示威、遊行和朝聖做為歡樂的場合，已經存在了好幾個世紀，就像趕牛活動一樣。一起行走可以提供安全保障，還能展開對話、增進關係和鞏固友誼。步行緩慢且熟悉的節奏，使之具有獨特且無與倫比的包容性。

獨自步行可能更適合自省（參看〈第十五週：獨自步行〉），但集體步行則滿足了人類的其他基本需求。人際接觸會激發令人感覺良好的大量化學物質，例如多巴胺和催產素等神經傳導物質。如同心理學家平克（Susan Pinker）所言，「就像打疫苗的效用，可以從現在持續到很遠的未來」。她指出，光是握手就能讓身體和大腦充滿催產素，迅速消除壓力和焦慮。[2]

過去幾年在新冠疫情的助長下，人們的社交需求激增，這不僅有軼事佐證，還有數百項學術研究予以證明：**良好的社交關係意味著更健康的身體、心理和認知，以及更長的壽命。**[3]

至於長時間的寂寞又會如何？同樣明確記錄在案的大量研究，說明了寂寞對憂鬱和焦慮的影響：二〇二〇年的一份報告[4]顯示，寂寞的年輕人未來罹患憂鬱症的可能性是其他人的三倍，而所導致的抑鬱症狀可能持續多年。此外，寂寞與身體健康不佳有關：寂寞的人更可能罹患癡呆症、心臟病和中風——還有專家聲稱寂寞的危害程度與吸菸、空氣污染和肥胖沒兩樣。[5]

但是，為何要結伴同行？首先，加入健行團體能促進成員的身體健康：結伴一起走路可以降低體重和身體質量指數（BMI）、血壓和膽固醇。更重要的是，健行團體成員的退出率極低，說明一旦結伴過，這些人往往會一直走在一起。[6]

然而，健行團體更能有效促進其成員的心理健康。一項涉及一千八百四十三名參與者，共計步行七萬四千個小時的研究發現，定期結伴行走的人，他們的壓力和抑鬱感有顯著的下降，[7]當中許多人還報告說，他們的生活滿意度變高了。那麼，與他人同行究竟如何讓我們感到更滿足？

人類學家波拉德（Tessa Pollard）和莫里斯（Stephanie Morris）認為，一起走路的共同經歷，能將健身步行轉變成回報豐厚的社交活動。當我們和別人一起散步，我們會體驗到社交聯繫、被接納、歸屬感和安全感。[8]緩慢有節奏的步調、協調一致的動作以及無目光接觸，能創造出一種輕鬆的親密感，讓人們更容易分享想法和點子，並且相互信任。

同時，成群結隊行走時的聚攏和分散，創造了人類學家所說的「短暫的社交性」，這點被認為是使結伴同行具有療效的主要因素。當我們在同行的夥伴間行走，我們自由來去，隨意交談，當行走的方向改變或轉進某個角落，談話對象和話題也會跟著改變，有時開口說話、有時默默地同步前進。這是一種非常特殊的陪伴方式，完全不同於大多數的社交場合。波拉德解釋說，**結伴步行形成了一種短暫而輕鬆的社交聯繫，而且不令人緊張。**

結伴行走之所以令人振奮，還有其他原因。波拉德認為，集體步行所產生的「歸屬感」不僅僅在於成為人群的一部分：「這種歸屬感延伸到了風景本身。」當我們走過某個地方——無論城市或鄉村——**我們以非常倚賴感官的方式與之連結：我們聽到、聞到、感覺到，甚至嚐到味道。與別人分享這種經驗時，讓團隊成員感覺到彼此間與風景的緊密連繫。**此外，他們也分享彼此的成就、飢餓、寒冷、好奇和驚奇時刻。

波拉德和莫里斯研究來自英格蘭北部貧窮地區的女性，發現參加健行團體對於面臨人生轉捩點（社會科學家稱之為「人生進程的破壞」〔biographical disruptions〕）的人特別有效，因為定期一起散步，往往會成為救生索，[9]使他們變得平靜、堅強和勇敢。

行走（walking）和說話（talking）的成雙特性，比這兩個單字的發音有更多共通之處。旅遊作家布萊森（Bill Bryson）在他的《身體》（*The Body*）一書中推測，在智人發展出溝通能力的同時，他們也變成了兩足動物。他設想身為小型生物的我們，在捕獵大型生物時，我們的溝通能力幾乎和行走能力一樣重要。同時，演化生物學家丹尼爾・利伯曼（Daniel Lieberman）指出，在幾千年前和現今的某些部落中，人們會成群結隊地覓食，並成對的進行狩獵。[10]我們對一同行走和說話的熱愛，很可能深植於我們的 DNA。

因此，研究顯示在大自然環境中集體健行的效果比在城市裡更好，這可一點都不奇怪。研究發現，大自然中的散步對心理健康影響甚鉅，雖然這並非靈丹妙藥，「卻是康復的墊腳石」。[11]

在涉及澳洲百分之一成年女性人口的研究[12]中，集體健行常被視為心理轉化和「情緒救援」的來源，過程中，陪伴和野外風景是同樣至關重要的因素。澳洲叢林中的集體健行既保證了人身安全，還增進了彼此的情誼，參與者往往會建立起持續多年的友情。這項研究的參與者報告了明顯的「附帶」效果：參加健走活動回來之後，「覺得自己是一個更好的人、母親和妻子」——某位受訪者這麼說。

操作技巧

- 神經科學家丹尼爾・列維廷表示，徒步旅行、新的地方和新鮮面孔，都可以讓我們的大腦保持年輕——團體徒步度假將上述三者結合在一起。
- 「漫步者」（Ramblers，www.ramblers.org）之類的全國性團體設有地方分部。「北歐式健走」（Nordic walking＊）團體在歐洲和英國的許多地區都有定期舉辦活動。大多數城市都有當地的健走團體，提供划算的交通和步行指南。

■ 你的家庭醫師可以告訴你如何加入針對特定健康狀況的專門健走團體和支持團體。

■ 當地圖書館是很好的資訊來源，而許多社會或里民組織也會籌辦團體健走／遠足活動。

■ 慈善機構時常舉行募款健行活動。

■ 有興趣追隨趕牛人的路線？其中一些路線已被重新規劃，可在walkingworld.com.網站上追蹤「趕牛人之路」（Drovers roads）。[13]

■ 考慮來一次朝聖之旅——這通常是社交步行的典型。

■ 不確定要結伴同行或是獨自行走？科學記者威廉斯（Florence Williams）建議：如果你感到沮喪或焦慮，在大自然中進行社交散步可以提振心情。如果你想解決生活中的問題、自我反省和激發創造力，那麼最好一個人去。[14]

＊譯注：或稱越野行走，手持兩根特別設計的長桿前進。

第44週 尋找崇高

二〇一四年某個炎熱的夏日午後，我走在波希米亞的岩洞中，這時突然降下一場暴風雨。天色變得昏暗，空氣中到處電閃雷鳴，一道道銀色閃電劃破天際。在詭異的帶電光線下，蒼白的巨岩在閃光中抖動，長滿青苔的縫隙呈現出亮綠色。在這令人深深著迷的片刻，我瞬間感到心無雜念。但我並沒有感到空虛，而是充滿了一種無法清楚言喻的感覺。後來我才知道，在那一小段異常醉人的時光裡，讓我入迷的情緒有個名稱——**敬畏**。

我們全都有過類似的時刻。對於某處風景或某個地方的驚人神秘感和令人陶醉的美麗，發出強烈的讚嘆。第一眼瞥見的山脈、絢麗的夕陽、突然進入眼簾的瀑布——每個人都保有這些記憶，並且往往異常清晰地回想起它們。這些經歷可能深深觸動我們，甚至改變我們。對某些人來說，這些時刻具有精神的或宗教意義。儘管並非總是如此，但這些時

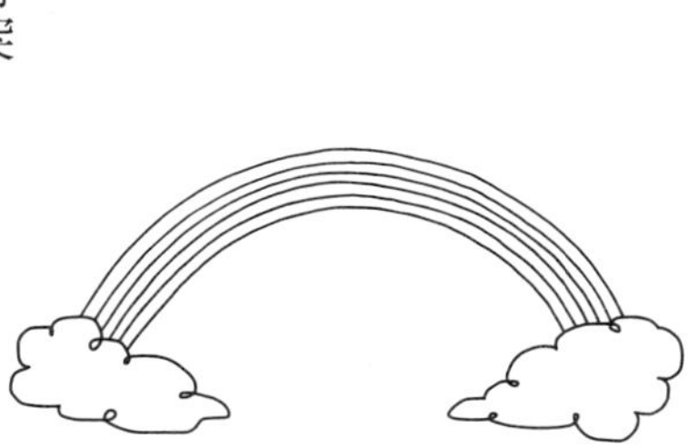

刻經常發生在我們走進大自然時。而我們的反應往往帶著一絲恐懼或難以置信。

這並不是一個新現象：歷來的詩人和哲學家一直在記錄崇高的力量。但「敬畏」最近已成為科學研究的主題。在若干大學裡，神經科學家和心理學家正在實驗室和野外努力探索敬畏所造成的影響，並取得了極有趣的結果。

但所謂「敬畏」是什麼意思？心理學家蕭塔（Michelle Shiota）將之描述為一種毫不費力地引發正念的狀態（不同於冥想），並且意外地令人興奮，這種體驗讓我們感到謙卑和渺小，但能夠以某種方式改變我們。

蕭塔注意到，在早期的實驗中，敬畏並不是透過微笑來表達的，而是微微震驚的表情——瞪大雙睛、抬起眉毛、張開下巴。[1]此外，引發敬畏感的景象改變了觀看者的大腦：在一系列實驗中，受試者觀看一連串的場景，然後被要求批評某篇寫作，蕭塔發現那些感到敬畏的人，隨後表現出更強的分析能力和更嚴謹的思考過程。

其他研究也報告了相同的結果：感到敬畏與更好的認知處理能力有關。魯德（Melanie Rudd）教授表示，敬畏可以拓展我們的時間感，使我們更能集中注意力。魯德也證明了敬畏和更好的認知力之間的關聯。[2]

與此同時，另一位心理學研究者克特納（Dacher Keltner）想知道「敬畏」還能如何改變我們。他的實驗顯示，**看見引發敬畏的景象，使我們感到更謙遜、好奇、幸福和想要利**

他。在他的一項實驗中，相較於凝視建築物的受試者，凝視令人生心敬畏的樹木，讓受試者更有可能撿起故意掉落的鋼筆。更有甚者，敬畏會促進「歸屬感」，使受試者感到彼此之間更緊密的情感連結，並且更有能力面對不確定的事物。[3]

最有趣的是史黛拉博士（Dr Jennifer Stellar）所做的實驗。她讓受試者觀看一系列景象，然後採集唾液樣本，檢測一種名為白血球介素—6的促炎性細胞因子，這是與許多慢性發炎疾病和憂鬱症有關的信號分子。[4]奇怪的是，史黛拉博士發現，敬畏感最深的受試者，他的白血球介素—6水平也最低。[5]敬畏似乎比其他正面情緒更能改善身體健康。她在報告中寫道，「敬畏是最能預測促炎性細胞因子水平降低的指標。」

難怪美國開創了「**敬畏步行**」——短途、部分導覽的漫步——的先河。徒步者的注意力被引導到顯眼的樹木、雲層、湖泊，或者城市中的壯麗建築或景象。對於敬畏導覽步行所做的研究[6]發現，經過八週後，那些有參與敬畏導覽的步行者，比起沒有參與敬畏導覽的步行者，感覺活得更積極。更棒的是，這種效應會累積，代表在行走時越是刻意尋求敬畏感，潛在的幸福感也越大。

進行敬畏步行時，不需要有導遊帶領，只需要關掉手機，運用感官留意那些幾乎每次散步時都會出現的迷人美景，通常存在於最微小的事物中——地衣、苔蘚、昆蟲、雨滴。任何人都可以培養出驚嘆萬物之美的能力。

操作技巧

- 在你的思緒飄回到你的待辦事項清單時，擺脫它們，掃視地平線，聞一聞空氣中的味道並仔細聆聽。
- 研究顯示，「新奇」是敬畏的重要組成部分，所以不妨嘗試在新的地方行走、倒退著走、夜間行走，或赤足行走。
- 在日常散步中體驗新事物，並不像聽起來那麼困難——極少有人抬頭看天空，但雲朵的形狀往往美得令人驚嘆。
- 雙筒望遠鏡或放大鏡幫助我們更輕鬆地發現更小的奇妙細節。
- 找尋博物學家和自然作家的作品，它們能提醒我們留意那些我們可能不會注意到的崇高事物。知識不會抵銷神秘感，而是會擴大神秘感。
- 二〇一九年的研究發現，被〈自己和朋友〉評為好奇的人，更有可能體驗到崇高感。[7]用〈第二十一週：走在地脈上〉的步行滋養你的好奇心。

第45週 邊工作邊走路

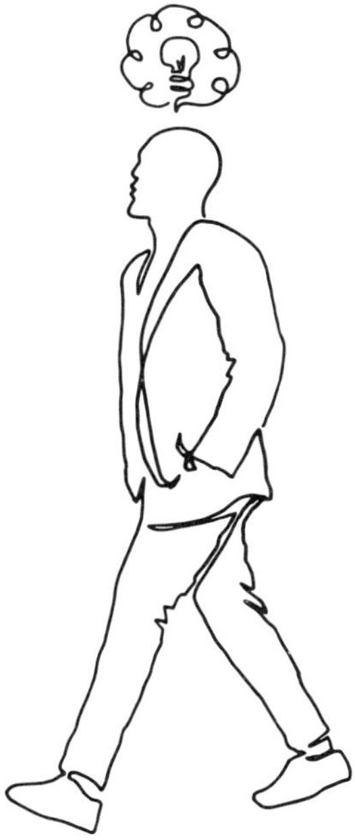

五年前，我正處於放棄（需要經常久坐的）作家和研究員工作的邊緣。我的下背痛使我無法久坐——但如果我不能坐著，我要如何工作？物理治療師和整骨師的高價治療失敗了；昂貴的矯形椅不管用；強化背部的運動也未見成效。我唯一不疼痛的時候，就是走路的時候。

某次我翻開一本雜誌，看見維多利亞·貝克漢（Victoria Beckham＊）在跑步機上的照片，那時我正準備轉行成為一名步行導遊。但那不是任何一種老式跑步機。貝克漢女士穿著優雅的尖頭高跟鞋和時髦的長夾克，看不見一絲萊卡布料，她站在跑步機辦公桌前。

我被勾起了興趣，但也心存疑慮。我會不會跌倒？它們會不會貴得離譜？我該把一張

＊譯注：英國女歌手和時尚設計師，知名足球明星約翰·貝克漢的妻子。

沙發大小的行動辦公桌擺在哪裡？真正困擾我的問題更為複雜：帶著筆記型電腦走路，將如何影響我的身體、大腦和寫作？一年後，我仍然飽受背痛之苦，於是，我也買了一張跑步機辦公桌。

一邊工作一邊步行，不可避免地會比坐著辦公燃燒掉更多卡路里：在跑步機辦公桌以時速二點五公里的標準速度行走，燃燒的卡路里通常比坐在辦公桌前多了五倍。使用跑步機辦公桌，我們平均每天會多走兩千步。

在工作時步行（有時稱作「辦公桌運動」）已經證明會對我們的生理產生影響，原因無他，只因為它將我們久坐的時間變成了活動身體的時間。研究顯示，經常健身的人可以減輕體重、減少脂肪、縮小臀圍和腰圍、降低總膽固醇、降低血糖和胰島素水平，以及降低血壓。[1]

但這麼做的影響超出了生理範圍。研究人員發現，使用跑步機辦公桌可以改善短期記憶力和注意力。

在二〇一五年的一項研究中，兩組受試者被要求閱讀一份冗長的文件和一連串電子郵件。一組人在跑步機辦公桌上工作（設定為時速二點二五公里），另一組人則坐在傳統辦公桌前。這些人的頭皮被貼上電極，以監測閱讀時大腦產生的電活動，這個過程稱為「腦電圖檢測」。四十分鐘後，兩組受試著都被詢問有關文件和電子郵件的內容：跑步機辦公桌組的記憶力顯然更好，比不走路的對照組記住了更多的內容。

此外，跑步機辦公桌組也**體驗到更加自我覺察的工作注意力，這意味著他們感覺到自己更專心、更專注於手邊的任務**。那麼，他們在實際工作時，是否注意力更集中呢？腦電圖的結果顯示確實如此，並透露了與記憶和注意力有關的腦區出現了額外活動。[2] 此外，報告也證實，邊走邊工作可以提升「視覺工作記憶」（這是負責吸收資訊，從而做出決策的腦區），同時減少犯錯的次數。[3]

還不只如此……明尼蘇達大學的研究追蹤了四十名辦公室職員，他們在跑步機辦公桌上工作了一年之後，變得更有生產力和創造力。首席研究員本－納博士（Avner Ben-Ner）將之歸因於大腦的血流量增加：「**如果你癱坐在椅子上，你就不會從大腦那裡得到這麼多好處**。」

本－納博士的發現，反映了史丹佛大學的一項實驗，該實驗檢測了辦公室工作人員的發散思維能力——一開始讓工作人員先坐在辦公桌前，接著在跑步機辦公桌上慢慢地走路。結果百分之八十一的受試者在走路時比坐著時更有創造力，激發出更多的點子。[4]

如今，科學充分證實了身體活動與發散的原創思維之間的關聯，大量研究得出結論：**運動可以刺激創造力，激發出更多更好的創意**。[5] 歐馬拉（Shane O'Mara）在《讚美步行》（*In Praise of Walking*）一書指出，「運動時，我們可以達到更有創造力的狀態。」他推測步行不僅使大腦處於更好的生理狀態，而且還打開了整個大腦網絡，包括「偏遠」的角落。隨著大腦網路和路徑的開放，我們可以「放大和縮小」想法、記憶和感覺——運用多種經驗，並建立促進水平思考的全新連結。[6]

如今的研究顯示，我們活動身體的方式，可以進一步強化創造力。二〇二〇年的日本實驗要求六十三名女學生想出如何使用報紙的點子，同時要求她們以鬆弛而流暢的動作擺動手臂，或者，刻意用帶有角度的僵硬動作擺動手臂。結果發現，動作滑順流暢的學生明顯提出了更多的點子：「流暢的手臂動作，竟然大幅提高了源源不絕的創意滋生。」[7]這告訴我們什麼？**擺動你的手臂**（如同〈第二週：改善你的步姿〉所描述的），**別停下來！**

老實說，我不能說我在跑步機辦公桌上工作時更有創意或思維能夠更發散，但我可以確認一件事：困擾我一生的背痛消失了！我沒有成為一名導遊，而仍待在做研究和寫書的崗位上——大部分工作都是在我的辦公桌前完成的。

操作技巧

■ 辦公桌運動需要一些時間來適應，而且可能不見得每個人都適合。不管怎樣，敦促你的老闆購置幾張跑步機辦公桌。

- 購買前先試用一下，確保辦公桌可以完全調節速度，還有辦公桌的尺寸足以滿足你的需求。跑步機辦公桌又大又重，所以要小心選擇擺放的位置，避開陽光照射的窗戶和過於溫暖的空間。
- 慢慢開始。大多數辦公桌運動者的行走速度設定在時速一至二點五公里之間。
- 一旦習慣了跑步機辦公桌後，你可以根據你的工作性質調整速度。閱讀時我會加快速度（時速三點五公里），而在打字（時速二或二點五公里）和思考時（時速一點五公里），我會放慢速度。
- 穿插分配在跑步機辦公桌和一般辦公桌的時間，並根據你正在做的工作，注意哪種辦公桌——步行或坐著——的效果最好。
- 你沒有一台跑步機辦公桌？那不妨安排步行會議和腦力激盪漫步。可能的話，儘量在走廊、人行道和停車場上行走。科學家奧佩佐（Marily Oppezzo）表示，即便距離極短的步行，也能「開啟想法的自由流動」。此外，她的開創性實驗[8]發現，為了獲得最佳效果，散步應該在戶外進行。

第46週 夜間散步

一九九四年，一場地震切斷了洛杉磯市的供電線，使整座城市陷入了黑暗。驚慌失措的居民開始打電話給當地急救中心。並不是因為他們的房子倒塌了，而是因為夜空中出現了奇怪的異星現象，許多來電者將之描述為「一片巨大的銀色雲層」。焦急的洛杉磯居民生平第一次看見銀河。

同時間，在世界另一端，知名極限運動探險家「澳洲媽媽」韋斯特威（Di Westaway）變得越來越沮喪。她熱中於鍛鍊身體，但白天抽不出空，於是做出了一個大膽的決定，她要和幾位閨蜜一起夜間步行。韋斯特威和朋友們開始每週碰一次面，帶著頭燈走進澳洲叢林深處。

起初，她們三個小時的健行，主要是為了鍛鍊身體。但韋斯特威很快便明白，她們的夜訪叢林正在將她們與荒野、寂靜，以及——最重要的是——夜晚天鵝絨般濃密的黑暗，

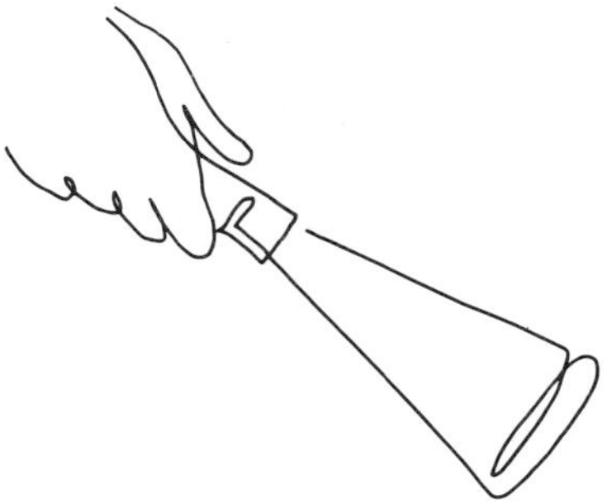

重新連結。「當時我們以為這是我們需要的運動，但事後回想起來，夜空和黑暗同樣重要。」她回憶道。[1]

如今，夜空的霞光比以往任何時候都更明亮，而且低成本的LED燈使得情況更進一步惡化，讓黑暗的天空充滿了廣泛的藍光。目前，超過百分之九十九的美國人和歐洲人生活在光害嚴重的天空下，幾乎看不見銀河。我們當中有些人生活在霧霾下，因此眼睛永遠不會切換到夜視模式。

然而，**黑暗是人類的基本需求**。研究顯示，**缺乏黑暗可能與抑鬱、失眠、肥胖、免疫力下降和心臟病有關**。實驗室的實驗揭露了夜間的光亮如何擾亂晝夜節律和神經內分泌，可能加速腫瘤的生長。以色列科學家將顯示夜間人造光的衛星照片疊置在乳癌病例地圖時，發現了令人震驚的結果：夜晚時越明亮的地區，乳癌的發生率越高。在夜間光線亮到足以看書的社區，女性罹患乳癌的風險高出了百分之七十三。[2]

影響我們的不僅是明亮的光線。根據瑟胡伯博士的說法，「即便是低水平的夜光，也會降低大腦的可塑性，以及干擾正常的腦細胞結構」。[3]研究人員現在認為夜光會抑制褪黑激素的生成，而褪黑激素是幫助我們入眠的激素。睡眠研究員帕克（Christina Pierpaoli Parker）告訴《國家地理》（*National Geographic*）雜誌，夜間散步能藉由穩定睡眠驅力來助眠。無論如何，正如美國某頂尖的醫學委員會所言，顯然我們需要黑暗來「生存和繁榮」。[4]

夜間漫步和健行讓我們可以重新熟悉星光、月光和黑暗，引領我們去觀看感覺起來熟悉，但又全然新鮮的風景，同時根據我們幾千年來習慣的明／暗週期，重新校準生物時鐘。

各國政府在「國際暗空協會」（International Dark-Sky Association）等組織的協助下，已開始辨識和指定「**黑暗區域**」——能看見繁星的原始夜空。想要體驗黑暗的全部好處，請造訪網站 www.darksky.org（或 www.darkskydiscovery.org.uk），以及尋找離你最近的黑暗天空。我們不需要走很遠，就能體驗美妙的夜間步行，而且光害越少，我們的夜間步行就越真實，看見流星或彗星的機會就越大。

活躍在黑暗中的，不只是夜空。海洋生物專家布提萬特（Heather Buttivant）表示，夜晚是觀察岩池動態的絕佳時間。快拿起紫外光手電筒，欣賞海藻和海葵在紅、藍、綠、粉紅和紫色的霓虹色調中閃爍發光。[5]

夜間步行本身存在著風險，可以選擇容易通過、平坦和附近的路線，儘可能將風險降到最低。不要攀爬岩石（當然，除非你在岩池裡）或絆倒在兔子洞。避免選在潮濕的夜晚出門步行，以免滑倒。觀星時，你需要不受遮蔽的視野，因此開闊的荒野比森林更適合。

第一次夜間散步，最好選在你熟悉的地方進行。請放心，晚上的風景看起來會非常的不同！趁著天色還亮時出發，讓眼睛有時間調整適應：黃昏時刻是理想的選項。如果你來回都走同一條路線，可以默記變得昏暗的地標，如此可以降低回程時迷路的機率，因為屆時路上可能一片漆黑。

操作技巧

■ 戴著紅光頭燈以保護你的視力。如果頭燈有調暗開關或各種亮度的設定，那就更好了。頭燈讓你可以騰出雙手來摸索地圖或扁酒壺，還能充當夜間野餐時的吊燈。但頭燈無法幫助眼睛適應夜視，因此如非必要，不要使用。

■ 夜間氣溫免不了會下降，所以要多層式穿衣。穿著抓地力良好的靴子或鞋子——你是想要觀察彗星和刺猬，而不是擔心腳下。避免穿著會飄動的衣物，避開任何可能絆腳的東西。

■ 晚上比較容易絆倒。帶上登山杖或手杖。

■ 帶著充飽電的手機以備不時之需，除非你十分勇敢或魯莽，否則請與一兩個朋友同行。如果你想觀察野生動物，請限制團體人數，並使用你的雙眼而不是頭燈。

■ 如果夜色已經降臨，至少在黑暗中靜待二十分鐘，讓眼睛在不勉強的情況下適應。避免看向非常明亮的光源（例如汽車頭燈），這會使得眼睛更難以適應黑暗。對眼睛施加壓力，能加速切換到夜視模式的過程，所以試著將手輕輕按在眼窩上。

■ 夜視很費力，而且年紀越大越不輕鬆，因此要時常讓眼睛休息。在黑暗中看東西全靠周邊視覺，意思是，視線集中在於事物的側面和邊緣，而非它們的中心。

■ 如果你打算在官方認證的暗空地點[6]來趟夜間散步（誰不想呢？），請留意關於路線的建議，先在白天走一回。

■ 聲音在晚上傳播得更遠。趁機聆聽白天聽不見的聲音——貓頭鷹的叫聲、遠處道路的交通聲、夜行生物的快跑聲。

■ 如果天氣冷，帶上一瓶熱飲或扁酒壺。

■ 想要觀星？購置一個雙筒望天文遠鏡，並下載用於識別天體的觀星手機應用程式。

■ 更想跟著有組織的團體一起走？在線上搜尋有導遊的夜間步行、觀察蝙蝠或夜鶯的活動（有時會由野生動物慈善機構規劃）。各地天文協會經常舉辦觀星散步活動，有些城市也會舉辦「奪回夜晚」（Reclaim the Night）步行活動（有時僅限女性參加）。

■ 無論你身在何處，請你放慢腳步：夜間散步不是計算步數的強力步行，而是一次閒步和思考的機會。

第47週 邊走邊跳以強化骨骼

在距離紅海不遠的葉門偏遠沙漠平原，每年都會舉辦一場體育競賽。這個令人震驚且難以置信的活動，是扎拉尼克（Zaraniq）部落年輕男子的成年儀式。此處沒有健身房、運動教練或者有緩衝墊的鞋子，這些男子毫不費力且優雅地跳越一排兩公尺高的駱駝。札拉尼克人與敵人作戰時不使用武器，而是依靠耐力和體力，此事就體現在「跳駱駝比賽」。

根據演化生物學家丹尼爾．利伯曼的說法，人類身體天生就是用來跳躍和彈跳，因此我們的雙腳有富於彈性的足弓，以及幫助我們躍向空中的阿基里斯腱（跟腱）。跑步、跳舞和快走都是運動的形式，透過交替彈起的雙腳來承受我們的體重，並對抗重力。三者不同於游泳或騎自行車，都是絕佳的負重運動。

經常步行能極有效地保護我們的骨骼。就像肌肉一樣，當我們年近三十歲，骨骼就

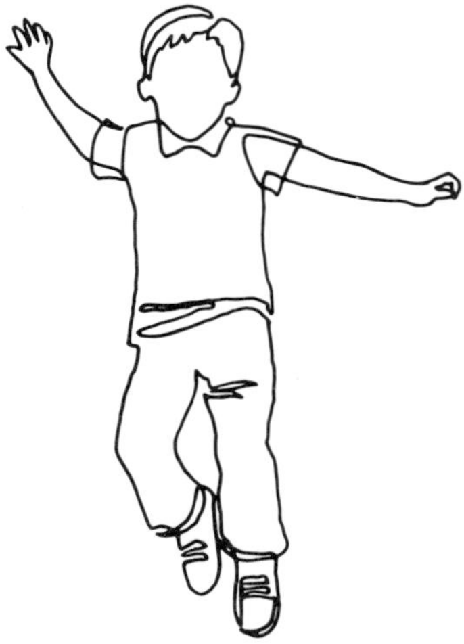

會開始變弱。也就難怪我們久坐的生活方式，意味著骨質疏鬆以及做為其前兆的骨質缺乏，正影響著百分之五十五、年逾五十歲的美國人——不分男女。[1]當骨質開始變得疏鬆，我們就不能再依靠骨骼來支撐身體：即便是最小的彎折或扯動，也可能使某塊骨頭斷折或破裂。

但經常步行是否能強化（而不只是保持）骨質密度？是的，但我們得改變平常的走路方式。骨骼是一種活組織，能在我們活著的時候自我重建——這個過程稱作「**重塑**」。**為了讓骨骼重塑得更堅固、更緻密，它們需要地面撞擊的衝擊力**。力道越大，對我們的骨骼越好。速度也扮演重要角色：我們移動的速度越快，足部觸地時的衝擊力就越大，更進一步為骨骼帶來好處。

因此**說到塑造新骨骼，跑步通常優於步行；而快走比散步更好**：一項涉及六萬多名停經後女性的研究發現，相較於不走路或走路次數較少的女性，每週至少快走四次的女性，發生髖部骨折的風險比較低。[2]

更好的是，在行走時增加一些跳躍動作。**跳躍是強化和保護骨骼最好的運動**。楊百翰大學（Brigham Young University）的研究人員發現，幾分鐘的跳躍比任何運動（包括跑步）更能有效強健骨骼。此外，他們還發現每天做十次跳躍動作，僅兩個月後就大幅提高了骨質密度。[3]

許多研究也反映了這個結果：跳躍可以讓少年、男性、單車騎士、老鼠等幾乎任何生物的骨骼都變得更強健。[4]跳繩動作（不用繩索）也有類似的效果，非常適合在行走時穿插進行。

在日常步行中引進其他動作，還有一個非常重要的原因。當我們混合不同的運動——加上方向的突然改變——我們的骨骼會做出良好的反應，而變得更加強壯。踢足球或從事球拍運動的運動員，骨質密度高於其他類型運動員——包括長跑運動員。

的確，研究顯示，混合移動者的骨骼強度與跳高運動員是相當的，[5]這是由於頻繁地改變方向：球拍運動員和足球員不僅向前移動，還會向後面和側面移動，以及停止和重新移動。科學家用朗朗上口的（呃哼）「多方位衝擊運動負荷」（odd-impact exercise loading）來指稱「混合運動」。增添額外的動作——例如跳舞、跳繩、倒退走或跳躍——可以將日常的步行變成強健骨骼的高強度運動。

鄉間散步提供了我們許多跳躍的機會。岩石、倒木、溪流和溝渠都是非常好的跳躍藉口。我們可以跳過水坑或翻過柵欄跳下來。而在城市中漫步時，我們可以（恭敬地）躍過墓園裡的墓碑，蹬越公園花壇，撐跳過矮牆和蹦跳著上階梯。

如果你不喜歡在步行中穿插跳躍和彈跳的動作（不建議體弱者或老年人這麼做），請保持快速的步伐。最近一項研究發現，**以時速五至六公里行走，是保持老年人骨質密度的**

最佳步速。[6]而**加入一些遽然改變方向、側向和倒退走的動作**（參看第四十九週），**保持同樣精力充沛的步伐，則有利於塑造骨骼。**

北歐式健走、山地徒步，以及揹著背包和負重行走，也可以將日常散步變成鍛鍊骨骼的機會，尤其是在陽光下進行時。一項有趣的新研究顯示，炎熱可防止骨質流失，這或許解釋了為何北方國家的髖骨骨折發生率高於南方國家。[7]

操作技巧

- 試著在自己家中以十次跳躍開始和結束步行。
- 覺得跳躍很累人？開始之前一小時先喝杯咖啡。二〇二一年的某項研究顯示，咖啡因有助於增強跳躍能力（事實上，大多數類型的運動都會因一劑咖啡因而變得輕鬆快速）。[8]
- 無法持續快步行走？試著加速一分鐘，或著在樹木或燈柱之間的距離中加速，然後再減速。

■和孩子們一起散步，他們會情不自禁地歡迎跳躍的機會。這麼做還有一個額外的好處：可以強化他們的骨骼，幫助預防到了老年骨質流失。你可能不會活到見證這件事，但總有一天他們會感謝你。

第48週 餓肚子散步

在肚子最餓的時候去走路，這樣的建議似乎違反直覺。但我們真的需要食物才能推動我們的腳步嗎？不，情況恰恰相反。最新的科學發現，早餐前——這時我們的身體仍處於禁食模式——適度的步行可以燃燒掉更多脂肪，改善身體對胰島素的反應方式，並降低罹患二型糖尿病和心臟病的風險。看來，吃早餐的時間，應該在我們散完步之後。但有一個例外：高強度的長距離健行。在這種情況下，你應該先吃上一頓豐盛的早餐。

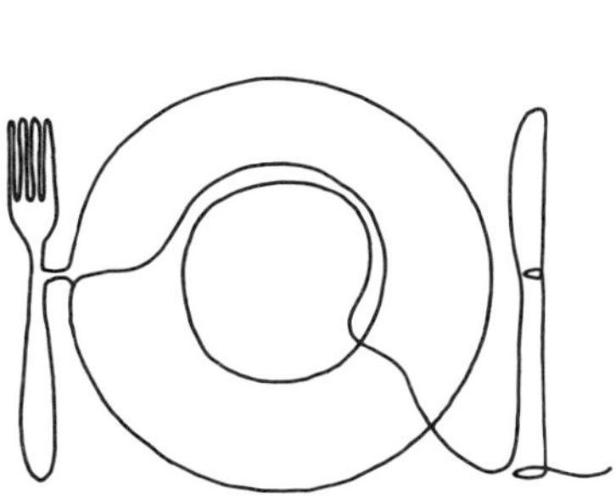

運動科學家認為運動能調節食慾，因此運動量越大，就越不想吃多餘的食物。二〇一九年的研究發現，健康的年輕男性如果在早餐前運動，他們白天吃掉的食物量會少於吃早餐但不運動的日子（或早餐後才運動的日子）。[1]

另一項研究發現，體重過重的男性在早餐前步行六十分鐘，他所燃燒的脂肪量是早餐後步行的兩倍。六週之後，一個更劇烈的變化明顯展現：**早餐前運動的人，可以更好地控制血糖和胰島素水平**。根據研究人員的說法，空腹運動者的肌肉顯現了數量更多的蛋白質，而將葡萄糖從血液轉移到肌肉中就需要蛋白質。換言之，他們的身體更健康，工作效率更高。事實上，研究人員將早餐前運動所引發的變化描述為「正面且影響深遠」。

二〇二〇年的一項研究發現，**低強度運動——例如步行——在空腹時特別有效**，因為低強度運動比劇烈的（或高強度）運動更能減重。研究人員認為，早餐前的低強度運動甚至有助於抑制發炎——[2]炎症是導致從阿茲海默症到癌症等許多現代疾病的原因。為什麼會這樣？研究人員並不確定，但這可能是因為脂肪會分泌發炎的結節，從而使慢性炎症惡化，因此，空腹步行不僅適合那些想要減肥的人。破紀錄的運動員兼教練傑克遜（Colin Jackson）每天早上以快走展開一天的生活，在五十分鐘之內走完六公里。

我每天早上也會空腹行走，這已經成為我一天中重要的一部分。事情非常簡單：起床，喝一杯水，穿上運動鞋然後走路。嘿嘿，就這樣！

如果你想要減重，不妨學學傑克遜，每天早上也空腹行走。二〇一九年發表在《肥胖》（*Obesity*）期刊的研究表示，減重成功的關鍵在於養成習慣和堅持不懈：在每天的同一時間步行，瘦身的效果更好。

操作技巧

- 空腹行走可能需要時間適應，尤其如果你習慣一大早就吃早餐。先從短程行走開始，然後慢慢增加距離。
- 肚子餓就走不了路？嘗試事先吃根香蕉，或一些堅果和果乾。
- 儘管研究顯示快走對於減肥特別有效，[3]但並非每個人都適合。傾聽你身體的聲音，或諮詢你的家庭醫生。

第49週 倒退走

一九三一年三月七日，一位名叫溫戈（Plennie Wingo）的德州人開倒車來到沃斯堡（Fort Worth）的牛仔競技表演現場。溫戈穿著牛仔裝，脖子上掛著一堆大幅廣告牌，宣布了他要走遍全世界的計畫——以倒退走的方式。他已經練習了六個月，每晚在夜色的掩護下倒退著走二十分鐘，以防有人偷走他的點子。

一個月後，溫戈戴著眼鏡出發了，每個鏡片側面都裝有微型的鏡子，如此一來他就能看到自己的去向。他用一根粗棍子幫助保持平衡。溫戈鮮為人知的故事既荒唐又令人毛骨悚然。他從德州倒退著走到俄克拉荷馬州，接著是密蘇里州，然後伊利諾伊州，每天步行十五到二十英里。在兩個月時間裡，他磨損了十六對鞋頭金屬防磨片。

他繼續倒退行走：俄亥俄州、康乃狄克州，然後波士頓。在那裡，他搭船前往德國漢堡，在一月的暴風雪中抵達。他冒著冰雪步行到柏林、德勒斯登、布拉格，然後進入羅馬

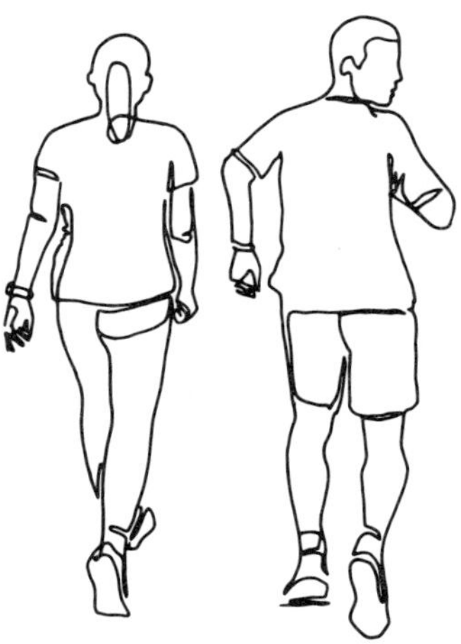

尼亞、保加利亞和土耳其，並且立即被無情地逮捕入獄。他最終完成了他的旅程，共計走了七千英里，並確保能在金氏紀錄中佔有一席之地。大家一致認為，溫戈應該會死在他瘋狂的旅程中，結果他卻活到了九十八歲，還經常倒退著走，並始終認為這麼做「有益健康」。[1]

溫戈說得對嗎？看來他是對的。過去幾十年來，倒退走已經成為一種極其簡單、少有人知的改善健康的方法。事實上，研究顯示要改善向前行走的問題，最好的辦法方法是反其道而行的倒退走。根據發表在《大腦交流》（*Brain Communications*）期刊的一項二〇二〇年研究，[2]這是因為**在倒退走時，我們使用的是完全不同的核心肌群和下半身肌肉。強化這些肌肉有助於整個下半身的有效運作。**

但倒退走也可**透過改善我們的平衡感和穩定性，來增強我們向前走的能力**。在走路不靠眼睛引導的情況下，我們需要對於正在穿越和踏入的空間有一種細密的理解——稱作本體感覺、肌肉運動感覺或甚至「第六感」。這有賴於我們的本體受器，亦即嵌入關節、肌肉和四肢的神經元，它們和我們的感官一起運作，與中樞神經系統和大腦進行溝通——這是一條近乎奇蹟的指令鏈，在一奈秒之間發生，經過好幾百萬年的微調，好讓我們可以消耗最少的心力來行走。這種經過錯綜複雜的協調的神經肌肉命令鏈，每天要發生數百次——當我們的雙腳要避開突然出現的坑洞，或者改變踩踏方式以適應混凝土路面、碎石路或沼澤（舉例來說），或者當我們因為一顆球而跳起來，或往下衝進一段昏暗的階梯。研究人員推測，由於倒退走需要如此複雜且陌生的運動模式，因此強化了我們的本體感覺，從而增進我們的平衡感和感官能力。

研究人員還發現，倒退走對身體的要求更高，比向前走更能徹底地鍛鍊下半身肌肉。在倒退走時，我們會先用腳趾著地，接著才輪到腳跟——這就是為什麼溫戈經常磨壞鞋尖底的金屬防磨片。腳趾著地的動作動用到脛部肌肉、臀大肌和股直肌（股四頭肌之一），相較於雙腿向前移動，它們得無數倍地更加努力工作。考慮到所有因素，倒退走是極好的有氧運動，比向前行走能消耗掉更多卡路里。

早期的研究[3]顯示，**倒退走還能使得大腿後肌更靈活，並且有利於矯正我們的姿勢**。我們走路時通常會稍微向前傾，然而倒退走可以防止這種情況，促使脊椎和核心肌群更努力地讓身體保持挺直和穩定，並在過程中重新調校骨盆的位置。這或許可以解釋為何二〇一一年的研究發現，每週四次、每次十分鐘的倒退走，僅實施三週後，就能緩解腰痛。[4]

有些研究將倒退走與提升步速、加大步幅和改善步姿關聯起來。[5]當我們倒退走時，膝關節和股四頭肌會得到強化——兩者都有助於改善步姿（意味著我們的動作會更加協調、流暢和優雅，走起路來更輕鬆省力）。因此，倒退走對於有運動障礙的人起了良好作用，包括幼年類風濕性關節炎、膝骨關節炎、中風、帕金森氏症、腦性麻痺、多發性硬化症，以及脊椎或膝蓋損傷的患者。

據聞，接受了倒退走訓練的步行者，他們的自信、力量、敏捷度、睡眠和情緒都獲得改善，注意力也更集中。一項針對過動症兒童的研究[6]發現，倒退走十分鐘之後，他們集中注意力的時間更長，在後續的任務中較少犯錯。倒退走是否更普遍有效還有待觀察，但能夠更專注，可能是倒退走時需要高度集中注意力的外溢效應。如同研究人員寫道：「倒退走可以提升注意力」。

在檢視如此令人信服的證據後，我決定親自嘗試倒退行走。結果真是教人開心！當我們反向移動而走出風景時，視野會變寬而不是變窄。隨著我們向後邁出的每一步，周遭的空間開始擴大開展，慢慢而神秘地顯露出來。這和走進風景中——眼前景象可能幾個小時保持不變——截然不同。

少了眼睛的引導，其他的感官立馬接手。我們清楚意識到在空間中移動的身體。一旦全副注意力放在每一步的落腳位置，我們會感覺到腳趾下的地面、每隻腳向後輾踩的動作，以及風吹過來的方向。在盡一切努力保護自身安全和保持身體挺直的過程中，我們的思緒無法偏離或漫遊（沒有飄忽不定的省思、戲劇性的頓悟或妙趣橫生的對話）。

向前走時，我們可以忘記身體的存在，沉浸於自己的思緒中。但**在倒退走時，我們的思緒被拋到腦外，我們只活在自己的身體裡。**

操作技巧

■溫戈的腳踝至少兩次扭傷和骨折，他還引發過車禍。要小心：找一個平坦、熟悉的無人場地練習，再慢慢開始。或者請人指導。

■專心跨出每一步（先縮小步幅），用腳趾著地，然後順勢放下腳跟。嘗試在日常步行中加入幾分鐘的倒退走。

■參考〈第二十週：走路幫助記憶〉，看看倒退著走如何能夠增進記憶力。

■赤腳或穿著輕鬆的鞋子（參看〈第二十九週：赤足行走〉），讓我們更能實質地感受地形變化，增強倒退行走的全面感官體驗。

■你正在學習一門絞盡所有腦力的學科？胡貝爾曼實驗室一項令人著迷的研究發現，只要花幾分鐘從事你所不習慣的「不穩定運動」（例如倒退走），就會促使大腦釋放加速其可塑性的神經化學物質，使學習和記憶變得更容易。[7] 請注意：這只在動作還新鮮時有效，不適用於倒退走的老手。

第*50*週
常綠林步行
（以求一夜好眠）

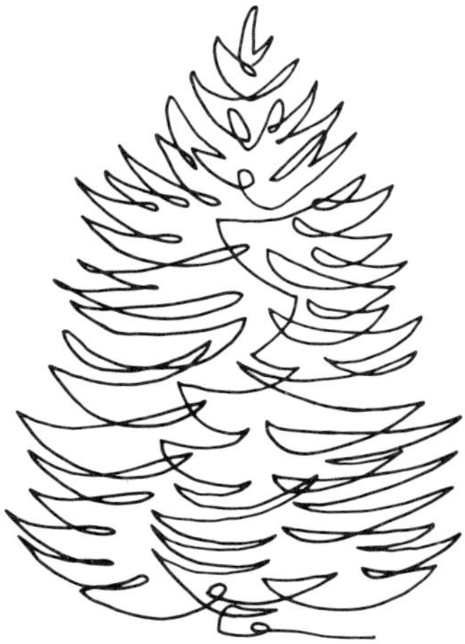

一七九五年，英國作家沃斯通克拉夫特（Mary Wollstonecraft）初抵挪威時，她身無分文，而且鬱鬱寡歡。但過沒多久，她帶著私生子漫步於挪威著名的松樹林。在給情人的信中，她寫道：「我比你長久以來所見過的我更有活力。」她興高采烈地談到撫慰她心靈的「松樹和冷杉的野生香氣」。沃斯通克拉夫特可謂「女性主義」的發明者，她的開創性作品《女權辯護》（*A Vindication of the Rights of Women*）中相信，這趟挪威之行幫助了自己在心靈史上翻開了新頁。[1]

沃斯通克拉夫特可能是最早寫到松樹驚人功效的人，但美洲原住民、中國人和韓國人老早就將松樹當作藥用植物，而古希臘人和羅馬人則相信松子是某種「現代威而鋼」。因此，無怪乎現今的研究人員正迎頭趕上，利用唾液、血液檢測和神經造影技術，來證明松樹的神奇療效。松樹包含了松科松屬的任何針葉樹（雪松、雲杉、冷杉、落葉松、鐵杉和松樹）。

稱作「**芬多精**」的精油是松樹的秘密武器，這是松樹為了保護自身免於昆蟲、動物、真菌和疾病侵襲而產生的化合物。當我們走進松樹林，聞到那種獨特的樹脂香氣，我們是在嗅聞樹木的自衛系統——它們的芬多精噴灑到空氣中，很像同時泵送出無數的氣溶膠。

每一棵樹——事實上是所有的植物——都會產生獨有的自衛化合物組合，其中一些已被證明具有抗發炎、抗細菌、抗真菌和抗氧化作用。松樹會大量產生某些種類的芬多精，森林專家渥雷本（Peter Wohlleben）聲稱，松樹林裡的空氣是我們所呼吸過最乾淨的空氣。[2]

對我來說，涉及松樹最有趣的實驗與潔淨無關，而是與睡眠有關。日本科學家團隊是最早發現松樹與改善睡眠品質之間的關聯的研究人員之一，他們在二〇〇五年發現一種名為α-蒎烯的芬多精，可使老鼠的睡眠時間比正常時間更長。[3] 隨後的實驗發現，α-蒎烯的作用與安眠藥完全相同，遵循了相同的化學途徑，但沒有任何副作用，也不會影響深度睡眠所需的δ波活動。常用的安眠藥雖然可以延長睡眠時間，但會降低睡眠品質，因為它會減少δ波活動（δ波發生在深度睡眠期間）。至於吸入或食用α-蒎烯的老鼠，明顯睡得更沉更久。

針葉樹的芬多精是由稱作「萜烯」的化學物質所組成。雖然 α- 蒎烯的含量最豐富，但第二豐富的 3- 蒈烯也與改善老鼠的睡眠品質有關。換句話說，松樹至少會產生兩種誘導睡眠的化合物。

目前已開始進行人體實驗，並取得了可喜的結果。二〇一九年韓國的研究中，[4]一群癌症患者在主要由雪松、柏樹和落葉松構成的森林中度過了六天，享受日本人所說的「**森林浴**」，期間要進行每天三十分鐘的步行。實驗結束時，他們的睡眠效率（在床上睡著、而不是翻來覆去的時間）有所改善，睡眠時間也更長。

第二項研究[5]發現，如果時間在下午，在松林中行走誘發睡眠的效果會更好。在這項日本研究中，步行時間為兩個小時，受試者分別被要求在中午之前和下午散步。兩組受試者的睡眠品質都有所改善，但睡眠時間最長的是下午組。

如同沃斯通克拉夫特，我有幸漫步在挪威的針葉林，呼吸著芳香濃郁的空氣，體驗著相同的回春感覺。在夏季月份，我會健行和採集越橘（斯堪的納維亞半島的傳統夏季活動），冬季回來時，我則在雪地上行走。在酷寒逼人的北歐冬季，針葉樹的氣味比較難以捉摸。根據森林浴先驅暨研究者李卿博士的說法，任何時候都可進行森林浴，儘管芬多精濃度在氣溫達攝氏三十度時最高。[6]

但最新研究顯示，情況可能並非總是如此。除溫度外，萜烯的排放量也受到多種因素影響：日照量和持續時間、季節及樹齡。韓國的研究發現，某些森林在九月會釋放較多的萜烯，而有些森林則在五月釋放較多的萜烯。有些森林在夜間、而有些森林在白天分泌更多萜烯。這項研究的唯一的共同之處在於老樹和風：老樹產生的萜烯較少，而風總是會驅散萜烯。[7]

萜烯的作用不止於助眠。二〇二一年丹麥的一項統合分析證實，吸入這種「天然生成的化合物」之後，可以減輕發炎症狀和提升免疫力。每週三十分鐘足以降低血壓和抑鬱程度……儘管最佳效果在四小時之後達到峰值。[8]

操作技巧

- 如果你想改善睡眠品質，可以在下午散步，並透過鼻子深呼吸。或者嘗試調香師的技巧，進行一連串短促、迅速的吸氣。
- 找尋天然常綠林而非商業松樹林。針葉樹的種類越多，芬多精的多樣性越高。
- 想獲得最多的萜烯含量，請在溫暖無風的日子步行，並直接前往有幼樹的樹林。

- 在一般林地散步也有好處（參看〈第十九週：林間漫步〉），所以如果你家附近沒有種植長青樹，也不必擔心。
- 擁有大面積松樹林的地區包括蘇格蘭、德國、阿拉斯加、加拿大、美國部分地區、塔斯馬尼亞、韓國、波蘭，當然還有日本。不妨考慮來一趟徒步休憩之旅，或享受「生態療法」假期。現在有些森林會提供有導遊的森林浴療程。
- 許多作家都讚嘆過松樹林的芳香，但我最喜歡南．謝帕德形容的：「就像煮沸的草莓醬」。
- 你家附近沒有樹木？別氣餒：西北大學（Northwestern University）的一項研究發現，經常失眠的女性如果定期在跑步機上行走，每晚的睡眠時間可延長四十五分鐘。

第51週 走路冥想

某次我在新墨西哥州散步時迷了路，而且沒有帶上地圖。我不小心闖入一個禪宗佛教中心，發現自己正進入步行冥想的行列中。看著穿著黑袍的僧侶們赤腳緩慢、安靜地繞著花園行走，我目瞪口呆。

我曾涉獵冥想好幾年，很喜歡那種完全活在當下的概念。但閉著眼睛打坐讓我犯睏，而且我的脊椎告訴我要少坐多走，所以我完全放棄了冥想。看見僧侶們無比優雅地邊步行邊冥想，用腳步的節奏來達到內在的平靜，我不得不重新審視冥想這件事——以步行的方式。

數十項研究顯示，冥想可以抗衡日常生活的壓力，這些壓力如果不加以抑制，往往會留下深刻且持久的影響——從血壓升高、發炎到免疫力下降、失眠、憂鬱和焦慮。有十六項研究調查了冥想對於護理人員（通常「飽受壓力和倦怠之苦」的群體[1]）的影響，

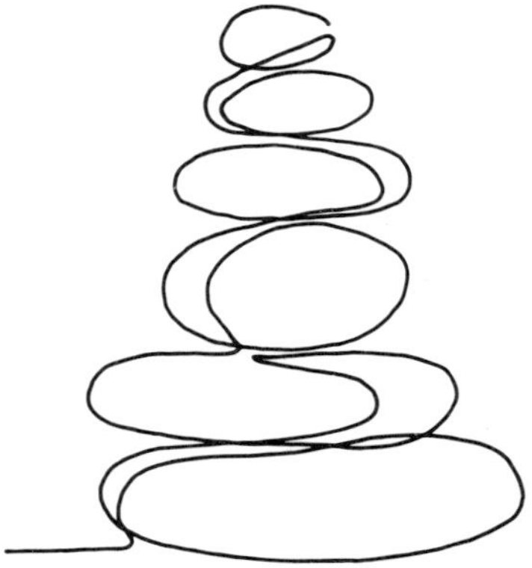

結果發現冥想有助於緩解壓力、焦慮、憂鬱、倦怠，以及提振同理心和情緒。有研究推測，冥想（坐著不動或保持移動）可以預防甚至逆轉高壓環境的有害影響，羅馬知識大學（Sapienza University of Rome）的生物學家凡狄帝（Sabrina Venditti）表示，部分原因在於冥想改善了免疫系統、新陳代謝和壓力反應途徑。[2] 凡狄帝使用了「沉默分子」這個很有說服力的用語，她說，冥想似乎在細胞層次上改變了我們，打開了有用的基因，並關閉有害基因。

但冥想不僅有助於那些苦於壓力、倦怠或健康狀況不佳的人：還能從結構上改變大腦的某些腦區，強化前額葉皮質（涉及計劃和決策的腦區）；擴大海馬迴（記憶庫），以及縮小杏仁核（與恐懼和焦慮有關的腦區）。腦部掃描顯示，經常冥想的人擁有更緻密的灰質（含有腦細胞的組織）[3]——這是智力的預測指標。

哈佛大學神經科學家拉扎爾（Sara Lazar）經營一個實驗室，致力於研究冥想對大腦的影響。在大量進行腦部掃描，完成了一項研究冥想者的實驗後，拉扎爾找到答案，解答了人人掛在嘴邊的問題：我們必須冥想多久，才能改變大腦的結構——幾年或幾個月？我們應該多久冥想一次——每週、每天或每小時？要持續多久——幾小時或幾分鐘？

拉札爾的發現讓她大吃一驚：只需短短八週的時間，先前沒有冥想經驗的受試者的關鍵腦區就擴大了。更何況，這還只花了每天二十七分鐘的冥想時間。隨後的研究顯示，每天只需十五至二十分鐘的冥想，即可對大腦機能產生重大的改變。根據拉札爾的說法，五十歲冥想者的灰質數量與二十五歲的人一樣多。[4]

步行冥想結合了冥想的力量，以及運動和新鮮空氣的好處——然而這並非什麼新鮮事。事實上，此事源自公元前六世紀和佛陀本人。儘管佛陀從未特意強調徒步旅行或「漫步」，但他的一生都在步行中度過。五十年來，佛陀行走於鄉鎮、城市和村莊，與人交談、教導別人和接受布施。在一年一度為期三個月的退隱期間，他的行禪被認為變得更加正式，《巴利大藏經》——第一部以口頭方式傳播，最終被抄錄成冊的佛教經典——強調步行是佛的行、住、坐、臥四種「威儀」之一，用於實踐正念並獲得平靜、明晰和滿足。

然而，走路冥想能否像傳統靜坐冥想那樣，達成同樣令人印象深刻的效果？看起來是如此。一項研究發現：步行冥想可以減少憂鬱和壓力症狀，同時增強體力、靈活度、敏捷性、平衡感和心肺耐力（醫生用於衡量整體健康程度的指標）[5]。此外，雖然所有步行都能大幅降低發炎和高密度脂蛋白膽固醇水平，但只有走路冥想才能降低皮質醇、低密度脂蛋白膽固醇和一種與發炎和憂鬱症有關的白血球介素—6蛋白質的水平。同時，二〇一九年的研究發現，從事走路冥想的年長女性，也有更好的平衡感和協調能力。[6]

那麼，我們要如何開始？佛教師父布爾斯坦（Sylvia Boorstein）[7]建議每次三十分鐘的緩慢步行，她指出，一般冥想是依循著呼吸節奏，而走路冥想則依循著腳步的節奏。她建議在「隱密且簡單」之處的室內或室外步行；路徑至少必須有十至二十英尺長，而且儘可能不受干擾，以便我們將全部注意力放在腳下。

閉上眼睛。保持靜止不動，做幾次長長的深呼吸。將注意力集中在身體上，從腳底開始，腳底應該感覺舒服地朝下紮根，接著向上通過軀幹和手臂到達頭部，然後回到雙腳。

睜開眼睛，開始行走，專注於雙腳的抬起和落下、雙臂的擺動或雙手在背後輕握的感覺。「**感覺你整個身體在空間中的移動。**」布爾斯坦說。當你的思緒開始渙散，找出使你分心的根源，然後回到身體，以及雙腳有節奏的抬起和落下。你不需要任何特殊的步姿或腳步。儘可能緩慢地移動，但要持續讓注意力回到雙腳、腳底觸地時刻意的輾踩、腳底與地面的持續觸碰、落地時的沉重感，以及抬起每條腿時的輕盈感。

確認手臂的擺動、樹液飄動的氣味、鳥鳴聲、呼吸方式、壓力從一條腿轉移到另一條腿，以及吹拂皮膚的風。觀察、確認，但不要執迷於這些事。始終回到你的雙腳和呼吸。

釋一行禪師[8]建議嘗試不同的呼吸模式，包括延長吐氣時間，「排出肺部所有（污濁的）空氣」。透過傾聽肺部的聲音，他解釋說，調整呼吸節奏模式，這可以改變我們的呼吸方式，從而改善呼吸和循環系統。

走路冥想的方式沒有正確或錯誤之分，也沒有建議的速度、時間、姿勢或地點（不過我建議儘可能挑選平坦筆直的路去走）。重要的是，**利用實質的步行過程，將注意力完全**

集中在當下。對許多人來說，步行這個簡單的動作就能讓我們沉浸在當下，停止思緒中沒完沒了的喋喋不休。

然而，走路冥想需要我們更加關注雙腳的節奏，如果你願意的話，可以使之與呼吸同步，就像阿富汗式步行那樣（參看〈第三十五週：游牧民族走法〉）。走路冥想就像靜坐冥想，同樣可以訓練我們擺脫紛亂的思緒，專注於當下，同時保持四肢活動、肌肉運作和血液流動。

操作技巧

- 走路冥想可以在步行開始或結束時進行，包括走路上班、或去超市等功能性的步行，這對於時間緊迫的人來說特別有用。
- 雖然布爾斯坦建議走個三十分鐘，但走路冥想可以短至幾分鐘就完成，並依據你的喜好放慢或加快速度。
- 目前有多種走路冥想應用程式及 YouTube 教學影片，可供需要更多指導的人參考。

- 比較喜歡靜坐冥想？那等你靜坐完，不妨立即嘗試一下走路冥想。結合靜坐冥想與走路冥想，對於患有腰痛或焦慮症的人有驚人的改善效果。[9]
- 探索走迷宮活動，這是一種有數百年歷史的沉思和放鬆方式。你可以在 https://labyrinthsinbritain.uk/ 或 https://labyrinthlocator.com/ 網站找尋住家附近的迷宮。

第52週 深度步行與尋找碎形

十年前，作家兼景觀顧問希斯（Tony Hiss）出門去買冰咖啡。走到貝果店的一小段路讓他頓悟：「外頭近在咫尺且熟悉的世界似乎——未曾被探索過。」儘管他大半輩子都住在紐約市，但突然間，那些熟悉的事物「似乎發生極大的變化……它們現在好像充滿了目的，其中蜷伏某個故事。」希斯的目光落在一個藍色郵筒，他沒有急忙靠近，而是在心裡琢磨著這個郵筒是如何出現在那裡，以及它的設計、製造和選定位置的過程中的「細心、審慎……智慧」。這一瞬間的啟示讓他的意識和注意力得到強化、重組、重新運用——從而改變了他的步行方式。

他回到家後感到「豐富充實且活力煥發」，同時還萌生出一個想法：移動可以激發我們的冒險能力。[1]後來，他創造了「**深度旅行**」（deep travel）這個用語。可以說，他走路去買杯冰咖啡，催化出來的不是深度旅行，而是深度步行。

深度步行必然是緩步慢行。當然，本書中的許多步行都是各種方式的深度步行，亦即在移動時投注我們的感官、思緒和精神在其中的方式。當我們一面走一面觀察鳥類、真菌、花草、建築或雲朵，我們就是在深度步行。當我們一面走一面尋找聲音、氣味和寂靜，我們就是在深度步行。然而，還有一種非常簡單的方法，可以將徒步旅行變成深度步行的冒險，那就是尋找碎形。

「碎形」是一種重複的圖案，這些圖案往往有一定的複雜度，並且完全相同——而且經常見於大自然中。舉例來說，請想像一下雪花、蕨類植物或海浪的形狀。碎形就在我們身旁，看起來令人十分愉悅。事實上，物理學教授泰勒（Richard Taylor）研究碎形長達數十年，他認為觀看碎形圖案可以減少壓力感、提升認知技能和專注力，從而引發身體的驚人變化。[2]

利用腦電圖和功能性磁振造影的研究證實了這一點：觀看碎形會動用到大腦的幾個腦區，包括了海馬迴，它幫助我們處理情緒，並在空間導航和記憶中扮演重要角色。研究顯示，僅僅觀看碎形圖案，就能使我們的壓力水平降低達百分之六十。[3]

但並非所有碎形都是等同的，它們所提供的撫慰力量尤不相同。碎形的測量是根據其複雜程度或精準相似的圖案，隨著每次重複而縮小的比例——這稱為碎形維度或「D」，其範圍通常從 D_1 到 D_2。

較鬆散、較大和較不複雜的碎形，測量分數比較接近 D_1（例如雲朵或平坦的景觀），而高度複雜、較小或較緊密的圖案，分數較接近 D_2（例如樹葉的葉脈分支或茂密的森林）。泰勒的研究顯示，低到中度複雜的碎形，最能使我們感到平靜。當我們注視分數介於 $D_{1.3}$ 至 $D_{1.5}$ 之間的碎形，大腦會產生感覺良好的 α 波：我們感到平靜且投入，既不覺得無聊（D_1），也不會不知所措（D_2）。

近來一項針對幼兒接觸碎形的研究顯示，我們在三歲之前就已經懂得欣賞碎形，這讓研究人員推測，我們生來就喜歡觀看這些圖案，並發現它們令人深度地放鬆。[4] 泰勒認為我們天生對碎形的喜愛，可能源自於眼睛的運作方式——他指出，人類的眼睛利用自己的碎形模式進行追蹤。

碎形不光存在於大自然。碎形在城市裡或許不是那麼豐富，但只要仔細觀察，它們（幾乎）無所不在——從教堂窗戶到墓碑上的地衣，以及花店櫥窗的花朵和美術館裡的畫作（藝術經常運用重複模式的手法，例如畫家波洛克〔Jackson Pollock〕的作品）。而且，我們也毋需長時間觀看碎形。根據泰勒的說法，我們只需要身處碎形「環境」中。換句話說，只要附近有碎形，我們就能從中受益。[5]

尋找碎形，是深度步行的眾多方法之一。植物學家們在倫敦市籌辦了一個穿越城市住宅區的草地步行，這些住宅區的野花和歷史文化一樣豐富。破敗的墓園也可以進行徒步之旅，裡面有民間傳說、建築風格和名人歷史，而真菌漫步則包括在樹籬和城市公園被遺忘的角落裡尋找毒蕈和蘑菇。許多這些步行路線的核心都是碎形，但我的想法是：如果你在線上搜尋，會發現無數傑出人士非常樂於在走路時與人分享他們的豐富知識。

深度步行還有另一個好處：它似乎可以活化和強化腦中某些神經元。二〇二一年，荷蘭神經科學家在老鼠大腦深處稱作「未定區」的腦區，發現了他們所謂的「好奇迴路」。實驗顯示，未定區在「深度調查」期間會發亮，但在「淺層調查」期間則保持不活躍狀態。這說明了深度步行可以像鍛鍊身體一樣鍛鍊我們的大腦。

但深度步行不盡然是為了要強化腦力，也關係到改變我們對走路的看法：**我們不再視走路為單調乏味，或前往某處所花費的時間，而是一個從容不迫地冒險和邂逅的機會。**隨著時間的投注，希斯解釋：在「難忘的旅程中，人們進入心中的不同部分，並開始利用一種有自身興趣和關注範圍的意識，(因此)那一天本身似乎更具有活力和充滿了可能性。」[6]

我是這麼想的，在人行道的縫隙中，在倒木綻裂的樹皮裡，在地球的薄殼底下，我們能發現整個宇宙。

操作技巧

- 深度步行本質上是一種專注的步行，因此可以獨自行走或者和志同道合的夥伴同行。
- 深度步行需要知識的輔助，無論是地理學、地質學、建築學、歷史、碎形或植物學。提前閱讀、下載合適的應用程式，或尋覓知識淵博的步行領隊。
- Gesso 之類的應用程式讓城市步行變得更有趣，也可籌辦徒步旅行，其中許多行程已經離奇地超出尋常和顯而易見的觀光路線。在柏林從事有導遊的塗鴉漫步，倫敦的「地下河步行」，在東京由電影製片人舉辦的步行研討會，巴黎的「巴黎女性步行之旅」，或紐約市的「民族飲食之旅」。
- 清晨時，街道明亮但空曠，極適合進行都市深度漫步。
- 帶著孩子在鄉間散步？鼓勵他們儘可能尋找更多的碎形。
- 畫出你所找到的碎形（參看〈第三十三週：走到哪裡畫到哪裡〉）。
- 分享你的經驗，將之轉換為步行路線，上傳到 Go Jauntly 等社區步行應用程式。

後記

我們身為智人，歷經億萬年的演化而學會了行走——整天負重，日復一日走過風雨陰晴、上山下山、沿著河流步行，以及穿越森林和平原。我們的進化方式使得我們身上的六百塊骨骼肌不停地活動。我們演化成用肺部吸入空氣、鼻孔嗅聞氣味、皮膚接受日照、毛髮感受微風吹拂，而腳底踩著泥土和沙子。

然而，身為智人，我們也演化成需要想辦法保存寶貴的能量。現代生活迎合了我們與生俱來想保存能量的欲望——四體不勤，什麼也不想做。如今我們可以輕而易舉地儘可能無所事事和不活動，這是以往未曾有過的事。我們也比以往更難抗拒電氣化和像素化時代所帶來的誘人便利。

但我們必須抗拒！為了保住全體人類身體、大腦和靈魂的完整，我們需要動起來，並走到戶外。雖然犯不著整天動個不停，但至少每天都要活動。我們身為人類，只有在以步行的速度接觸這個世界，遠離家中日常的舒適並遵循著感官的引導時，我們才是最完整地活著。

這本書是我寫給步行者的情書。我希望它能迫使你站起來走動，去享受經常在露天的荒野中行走所帶來的極大特權和豐富生活。

我要將最後一句話留給我的父親。他是一位教授和詩人，他拒絕開車而迫使我自小養成了走路出門的習慣；很遺憾的，他在我寫這本書時去世了：「動作要溫柔點。想一想羽毛的輕盈。跟隨著鶺鴒的飛行。」

推薦書目

- Abbs, Annabel, *Windswept*, London, Two Roads, 2021
- Andrews, Kerri, *Wanderers: A History of Women Walking,* London, Reaktion, 2020
- Elkin, Lauren, *Flaneuse: Women Walk the City in Paris, New York, Tokyo, Venice and London*, London, Chatto & Windus, 2016
- Geddes, Linda, *Chasing the Sun: The New Science of Sunlight.* London, Wellcome Collection, 2019
- Godwin, Fay, and Shirley Toulson, *The Drovers' Roads of Wales,* London, Wildwood House, 1977
- Gogerty, Clare, *Beyond the Footpath: Mindful Adventures for Modern Pilgrims,* London, Piatkus, 2019
- Humble, Kate, *Thinking on My Feet: The Small Joy of Putting One Foot in Front of Another*, London, Octopus, 2018
- Hunt, Nick, *Where the Wild Winds Are*, London, John Murray, 2017
- Jebb, Miles, *Walkers,* London, Constable, 1985
- Kagge, Erling, *Walking: One Step at a Time*, London, Viking, 2019
- Laws, Bill, *Byways, Boots & Blisters: A History of Walkers & Walking*, Stroud, England, The History Press, 2009
- Li, Qing, *Shinrin-Yoku: The Art and Science of Forest Bathing,* London, Penguin, 2018

- Lieberman, Daniel, *Exercised: The Science of Physical Activity, Rest and Health,* London, Penguin 2020
- Nicholson, Geoff, *The Lost Art of Walking*, Newmarket, Harbour Books, 2010
- Malchik, Antonia, *A Walking Life: Reclaiming Our Health and Our Freedom One Step at a Time,* New York, Da Capo, 2019
- Minshull, Duncan, *Sauntering: Writers Walk Europe*, London, Notting Hill Editions, 2021
- —, *Beneath my Feet: Writers on Walking*, London, Notting Hill Editions, 2019
- —, *While Wandering: A Walking Companion*, London, Vintage, 2014
- Montgomery, Ben, *Grandma Gatewood's Walk: The Inspiring Story of the Woman Who Saved the Appalachian Trail,* Chicago, Chicago Review Press, 2016
- —, *The Man Who Walked Backward: An American Dreamer's Search for Meaning in the Great Depression,* New York, Little, Brown, 2018
- Nestor, James, Breath: *The New Science of a Lost Ar*t, London, Penguin, 2020
- Nichols, Wallace J., *Blue Mind: How Water Makes You Happier, More Connected and Better at What You Do,* London, Abacus, 2014
- Nicholson, Geoff, *The Lost Art of Walking*, Newmarket, Harbour Books, 2010
- O'Mara, Shane, *In Praise of Walking: The New Science of How We Walk and Why It's Good for Us,* London, Penguin, 2019
- Selhub, Eva M., and Alan C. Logan, *Your Brain on Nature: The Science of Nature's Influence on Your Health, Happiness, and Vitality*, London, Collins, 2014

- Shepherd, Nan, *The Living Mountain*, Edinburgh, Canongate, 2011
- Simard, Suzanne, *Finding the Mother Tree*, Penguin, 2021（《尋找母樹》，繁中版由大塊文化出版，二〇二二年）
- Solnit, Rebecca, *Wanderlust: A History of Walking*, London, Granta, 2014
- Strayed, Cheryl, *Wild: A Journey from Lost to Found*, London, Atlantic, 2013
- Streets, Annabel, and Susan Saunders, *The Age-Well Project: Easy Ways to a Longer, Healthier, Happier Life,* London, Piatkus, 2019
- Sullivan, Danny, *Ley Lines: The Greatest Landscape Mystery,* Langport, Green Magic, 2004
- Walker, Peter, *The Miracle Pill: Why a Sedentary World is Getting it all Wrong*, London, Simon & Schuster, 2021
- Williams, Florence, *The Nature Fix: Why Nature Makes Us Happier, Healthier, and More Creative*, New York, W. W. Norton, 2017
- —, *The 3-Day Effect,* Read by the author, Audible Original, 2019
- Wohlleben, Peter, *The Hidden Life of Trees: What They Feel, How They Communicate – Discoveries from a Secret World,* trans-lated by Jane Billinghurst, London, William Collins, 2017（《樹的祕密生命》，繁中版由商周出版，二〇一六年）
- —, *Walks in the Wild: A Guide through the Forest,* translated by Ruth Ahmedzai Kemp, London, Rider, 2017

誌謝

許多人幫忙成就了這本書。不按特定順序，我要感謝所有慷慨貢獻他們的時間和知識的人：Joanna Hall、Duncan Minshull、Tessa Pollard 博士、Kate McLean 博士、Liam O'Kelly 中尉、Subhadassie、Ellen Cooper de Groote、Helen Cox 博士、Charlotte Megeney 博士、英國朝聖信託基金、Brian Prendergast、南倫敦植物研究所（South London Botanical Institute）的 Roy Vickery、Martin Christie、索塞克斯鳥類學會（Sussex Ornithological Society），以及步行藝術家 Geraldine van Heemstra。

感謝所有供我參考援引的書籍、播客、研究和報告的研究人員，沒有他們持續不懈的努力，這本書就不會存在。我非常依賴生物醫學期刊和資料庫，並要向所有建立這些寶貴資源的人表達謝意。如果有任何引用錯誤，全是我自己的問題。

感謝所有幫助我單純將一個想法落實成這本書的人：我那從不喊累的經紀人，在倫敦的 Rachel Mills 和紐約的 Stuart Krichevsky；出色的編輯及其團隊——Bloomsbury 公司的 Rowan Yapp 和 Lauren Whybrow，以及 Putnam 公司的 Michelle Howry。

非常感謝這些年來所有和我一起行走的朋友和同伴：你知道我說的就是你。最重要的是，我感謝我的家人，他們陪我走過幾十個城市，翻山越嶺，冒著暴雨和酷暑，穿越星光燦爛的田野和最幽暗的森林，撿拾垃圾、採集食物、在黎明中漫步和光著腳負重前進。我們經常迷路，但最終總是找得到路。

注釋

引言

1 Tab marching 或 tabbing 是軍事術語，意思是揹著背包快走。欲知詳情，參看〈第三十六週：揹著背包走〉。

2 Tessa Strain, Søren Brage et al., 'Use of the prevented fraction for the population to determine deaths averted by existing prevalence of physical activity: a descriptive study', *Lancet Global Health*, 8 (7), 2020, e920 DOI: 10.1016/S2214-109X(20)30211-4, https://www.thelancet.com/journals/langlo/article/PIIS2214-109X(20)30211-4/fulltext

3 Peter Walker, *The Miracle Pill: Why a Sedentary World is Getting it All Wrong*, London: Simon & Schuster, 2021.

4 Sean L. McGee and Mark Hargreaves, 'Exercise adaptations: molecular mechanisms and potential targets for therapeutic benefit', *Nature Reviews Endocrinology*, 6, 2020, pp. 495–505, https://www.nature.com/articles/s41574-020-0377-1/

5 Joji Kusuyama, Ana Barbara Alves-Wagner et al., 'Effects of maternal and paternal exercise on offspring metabolism', *Nature Metabolism*, 2020, 2, pp. 858–72, https://www.nature.com/articles/s42255-020-00274-7/

6 Johan E. Harris, Kelsey M. Pinckard et al., 'Exercise-induced 3'-sialyllactose in breast milk is a critical mediator to improve metabolic health and cardiac function in mouse offspring', *Nature Metabolism*, 2, 2020,

pp. 678–87, https://www.nature.com/articles/s42255-020-0223-8/

第1週 冷天步行

1 Kerri Andrews, *Wanderers: A History of Women Walking*, London: Reaktion Books, 2020.

2 Christiane Ritter, *A Woman in the Polar Night*, Vancouver, BC: Greystone Books, 2010 (originally published 1938).

3 Alexandra David-Néel, *My Journey to Lhasa*, Dead Authors Society, 2020 (originally published 1927), p. 118.

4 S. M. Cooper and R. P. R. Dauber, 'The history of cryosurgery', *Journal of the Royal Society of Medicine*, 94 (4), April 2001, pp. 196–201, https://www.ncbi.nlm.nih.gov/pmc/articles/PMC1281398/

5 R. Imamura et al., 'Effects of wearing long-and mini-skirts for a year on subcutaneous fat thickness and body circumference', *Environmental Ergonomics*, IX, Aachen: Shaker Verlag, 2000.

6 Carol Cruzan Morton, 'Research on Brown Fat Heats Up', *Harvard Medical School* News & Research, 1 May 2009, https://hms.harvard.edu/news/research-brown-fat-heats/

7 Tobias Becher, Srikanth Palanisamy et al., 'Brown adipose tissue is associated with cardiometabolic health', *Nature Medicine*, 27, 4 January 2021, pp. 58–65, https://www.nature.com/articles/s41591-020-1126-7/

8 Adrian F. Ward, 'Winter Wakes Up Your Mind – and Warm Weather Makes it Harder to Think Straight', *Scientific American*, 12 February 2013, https://www.scientificamerican.com/article/warm-weather-makes-it-hard-think-straight/

9 Eliran Halali, Nachshon Meiran and Idit Shalev, 'Keep it cool: temperature priming effect on cognitive control', *Psychological Research*, 81 (2), March 2017, pp. 343–53 https://pubmed.ncbi.nlm.nih.gov/26910519/

10 Ernest Bielinis et al., 'The effect of winter forest bathing on psychological relaxation of young Polish adults', *Urban Forestry & Urban Greening*, 29, January 2018, pp. 276–83, https://www.researchgate.net/publication/321851827_The_effect_of_winter_forest_bathing _on_psychological_relaxation_of_young_Polish_adults/

11 Manuela Jungmann et al., 'Effects of Cold Stimulation on Cardiac-Vagal Activation in Healthy Participants: Randomized Controlled Trial', JMIR Formative Research, 2 (2), Jul–Dec 2018, e10257, https://www.ncbi.nlm.nih.gov/pmc/articles/PMC6334714/

12 'The wonders of winter workouts', *Harvard Men's Health Watch*, Harvard Health Publishing, December 2018, https://www.health.harvard.edu/staying-healthy/the-wonders-of-winter-workouts/

13 Carol Cruzan Morton, 'Research on Brown Fat Heats Up'.

14 Johanna Prossegger et al., 'Winter Exercise Reduces Allergic Airway Inflammation: A Randomized Controlled Study', *International Journal of Environmental Health and Public Health*, 16 (11), 8 June 2019, 2040, https://pubmed.ncbi.nlm.nih.gov/31181728/; and Johanna Freidl et al., 'Winter Exercise and Speleotherapy for Allergy and Asthma: A Randomized Controlled Clinical Trial', *Journal of Clinical Medicine*, 9 (10), October 2020, 3311, https://www.ncbi.nlm.nih.gov/pmc/articles/PMC7602599/，舉例來說。但請先諮詢你的醫生。

15 Carol Cruzan Morton, 'Research on Brown Fat Heats Up'.

第2週　改善步姿

1 Frederico Pieruccini-Faria, Manuel Montero-Odasso et al., 'Gait variability across neurodegenerative and cognitive disorders: Results from the Canadian Consortium of Neurodegeneration in Aging (CCNA) and

the Gait and Brain Study', *Alzheimer's & Dementia*, 2021, DOI: 10.1002/alz.12298, https://alz-journals.onlinelibrary.wiley.com/doi/full/10.1002/alz.12298/

2 Joanna Hall 的 WalkActive 計畫可在線上查詢：https://joannahallwalkactive.com/ 或 YouTube。

3 'Walk this way: LSBU research spearheads nationwide "Walkactive" campaign', LSBU, 6 June 2014, https://www.lsbu.ac.uk/about-us/news/walk-this-way-lsbu-research-spearheads-nationwide-walk active-campaign/

4 'Walk This Way to Protect Your Neck', Harvard Health *Healthbeat,* September 2020, https://www.health.harvard.edu/staying-healthy/walk-this-way-to-protect-your-neck/

5 Carlos A. Celis Morales et al., 'Walking Pace Is Associated with Lower Risk of All-Cause and Cause-Specific Mortality', *Medicine and Science in Sports and Exercise*, 51 (3), March 2019, pp. 472–80, https://pubmed.ncbi.nlm.nih.gov/30303933/

6 Kannin B. Osei-Tutu, 'The effects of short-vs. long-bout exercise on mood, VO2max., and percent body fat', *Preventive Medicine*, 40 (1), January 2005, pp. 92–8, https://www.sciencedirect.com/science/article/abs/pii/S0091743504002749/

第3週 散步、微笑、打招呼、重覆

1 'When you're smiling, the whole world really does smile with you', University of South Australia, 12 August 2020, https://www.unisa.edu.au/Media-Centre/Releases/2020/when-youre-smiling-the-whole-world-really-does-smile-with-you/

2 Eric D. Wesselmann, Florencia D. Cardoso et al., 'To Be Looked at as Though Air: Civil Attention Matters', Association for Psychological Science, 13 January 2012, https://journals.sagepub.com/

doi/10.1177/0956797611427921/

3 'Body Posture Affects Confidence in Your Own Thoughts, Study Finds', Science Daily, 5 October 2009, https://www.sciencedaily.com/releases/2009/10/091005111627.htm/

4 Erik Peper, Richard Harvey, Lauren Mason and I-Mei Lin, 'Do Better in Math: How Your Body Posture May Change Stereotype Threat Response,' *NeuroRegulation*, 5 (2), 2018, p. 67, https://www.neuroregulation.org/article/view/18396/

5 例如參看 'Mental health statistics: relationships and community', Mental Health Foundation, https://www.mentalhealth.org.uk/statistics/mental-health-statistics-relationships-and-community/

第4週 只需慢慢走 1 回

1 'The Human Milk Oligosaccharide, 3'SL, in pre-weaning Milk influences Attention, Learning and Memory later in Life', Nestlé Nutrition Institute, 14 May 2020, https://www.nestlenutrition-institute. org/news/article/2020/05/14/the-human-milk-oligosaccharide-3-sl-in-pre-weaning-milk-influences-attention-learning-and-memory-later-in-life/

2 Johan E. Harris, Kelsey M. Pinckard et al.,'Exercise-induced 3'-sialyllactose in breast milk is a critical mediator to improve metabolic health and cardiac function in mouse offspring', *Nature Metabolism*, 2, 2020, pp. 678–87, https://www.nature.com/articles/s42255-020-0223-8/

3 'Physical activity at any intensity linked to lower risk of early death' , *BMJ Newsroom*, 21 August 2019, https://www.bmj.com/company/newsroom/physical-activity-at-any-intensity-linked-to-lower-risk-of-early-death/

4 Saurabh S. Thosar, Sylvanna L. Bielko et al.,'Effect of Prolonged Sitting and Breaks in Sitting Time on

Endothelial Function', *Medicine & Science in Sports & Exercise*, 47 (4), April 2015, pp. 843–9, https://journals.lww.com/acsm-msse/Fulltext/2015/04000/Effect_of_Prolonged_Sitting_and_Breaks_in_Sitting.22.aspx/

5 Bernard M. F. M. Duvivier, Nicolaas Schaper et al.,'Minimal Intensity Physical Activity (Standing and Walking) of Longer Duration Improves Insulin Action and Plasma Lipids More than Shorter Periods of Moderate to Vigorous Exercise (Cycling) in Sedentary Subjects When Energy Expenditure Is Comparable', *PLoS One*, February 2013, https://www.researchgate.net/publication/235650576_Minimal_Intensity_Physical_Activity _Standing_and_Walking_of_Longer_Duration_Improves_Insulin _Action_and_Plasma_Lipids_More_than_Shorter_Periods_of_Moderate_to_Vigorous_Exercise_Cycling_in_Sedentary_Su/

6 Raymond C. Browning and Rodger Kram,'Energetic Cost and Preferred Speed of Walking in Obese vs. Normal Weight Women', Obesity, 13 (5), 6 September 2012, https://onlinelibrary.wiley.com/doi/full/10.1038/oby.2005.103./

7 'Step Up Your Walking Game', *Harvard Heart Letter*, July 2020, https://www.health.harvard.edu/heart-health/step-up-your-walking-game/

8 神經放射科醫師是專攻中樞神經系統（腦部、脊髓、頸部和頭部）的放射科醫生。

9 Jacqueline Brenner, Suzanne LeBlang et al., 'Mindfulness with paced breathing reduces blood pressure', *Medical Hypotheses*, 142, September 2020, https://www.sciencedirect.com/science/article/abs/pii/S0306987719314355?via%3Dihub/

10 錯綜複雜的迷走神經，是將來自身體各部位的訊息傳遞到大腦的十二對腦神經之一，對於身體的放鬆和消化等能力，扮演著至關重要的角色。

11 相關報告非常多，這只是其一：Xiao Wu et al., 'Exposure to air pollution and COVID-19 mortality in the United States: A nationwide cross-sectional study', BMJ Yale, April 2020, https://www.medrxiv.org/content/10.1101/2020.04.05.20054502v2/

12 Mathew P. White, Ian Alcock et al., 'Spending at least 120 minutes a week in nature is associated with good health and wellbeing', *Scientific Reports*, 9, article no. 7730, 2019, https://www.nature.com/articles/s41598-019-44097-3/

13 C. C. Vyvyan, *Roots and Stars*, London: The Country Book Club, 1963.

第5週 走路時的呼吸

1 欲知關於細胞衰老過程的更多詳情，請參看 Annabel Streets and Susan Saunders, *The Age-Well Project: Easy Ways to a Longer, Healthier, Happier Life*, London: Piatkus, 2019.

2 這是探索該主題的眾多實驗之一：Jan Martel, Yun-Fei Ko et al., 'Could nasal nitric oxide help to mitigate the severity of COVID-19?', *Microbes and Infection*, 22 (4–5), May–June 2020, pp. 168–71, https://www.sciencedirect.com/science/article/abs/pii/S1286457920300800/

3 Laura Hood, 'The right way to breathe during the coronavirus pandemic', *The Conversation*, 19 June 2020, https://theconversation.com/the-right-way-to-breathe-during-the-coronavirus-pandemic-140695/

4 George M. Dallam, Steve R. McClaren et al., 'Effect of Nasal Versus Oral Breathing on Vo2max and Physiological Economy in Recreational Runners Following an Extended Period Spent Using Nasally Restricted Breathing', *International Journal of Kinesiology and Sports Science*, April 2018, https://www.researchgate.net/publication/325521734_Effect_of_Nasal_Versus_Oral_Breathing _on_Vo2max_and_

Physiological_EcoNOmy_in_Recreational _Runners_Following_an_Extended_Period_Spent_Using_Nasally _Restricted_Breathing/

5 James Nestor, Breath: *The Lost Science of a New Art, London*: Penguin, 2020.

6 Eddie Weitzberg and Jon O. N. Lundberg, 'Humming Greatly Increases Nasal Nitric Oxide', *American Journal of Respiratory and Critical Care Medicine*, 166 (2), https://www.atsjournals.org/doi/full/10.1164/rccm.200202-138BC/

第6週 泥濘中散步

1 Greg St. Martin, 'Newly discovered antibiotic kills pathogens with-out resistance', *News@Northeastern*, 7 January 2015, https://news.northeastern.edu/2015/01/07/kim-lewis-teixobactin-nature-paper/

2 'Eat bacteria to boost brain power', New Scientist, https://www.newscientist.com/article/dn18967-eat-bacteria-to-boost-brain-power/

3 M. E. R. O'Brien, H. Anderson et al., 'SRL172 (killed Mycobacterium vaccae) in addition to standard chemotherapy improves quality of life without affecting survival, in patients with advanced non-small-cell lung cancer: phase III results', *Annals of Oncology*, June 2004, https://pubmed.ncbi.nlm.nih.gov/15151947/

4 Anne Cissel, 'It's in the dirt! Bacteria in soil may make us happier, smarter', National Wildlife Federation, 9 March 2011, https://blog. nwf.org/2011/03/its-in-the-dirt-bacteria-in-soil-may-make-us-happier-smarter/

5 這種細菌稱作 Kineothrix alysoides。

6 Craig Liddicoat, Harrison Sydnor et al., 'Naturally diverse airborne environmental microbial exposures modulate the gut microbiome and may provide anxiolytic benefits in mice', *Science of the Total Environment*,

701, 20 January 2020, https://www.sciencedirect.com/science/article/abs/pii/S0048969719346753?via%3Dihub#!/

7 訪談作者，18 September 2020。

8 Kristen Coyne, 'FSU researchers find sun and rain transform asphalt binder into potentially toxic compounds', *Florida State University News*, 13 July 2020, https://news.fsu.edu/news/science-technology/2020/07/13/fsu-researchers-find-sun-and-rain-transform-asphalt-binder-into-potentially-toxic-compounds/

第7週 十二分鐘散步

1 Matthew Nayor, Ravi V. Shah et al., 'Metabolic Architecture of Acute Exercise Response in Middle-Aged Adults in the Community', Circulation,142 (20), 15 September 2020, https://www.ahajournals.org/doi/10.1161/CIRCULATIONAHA.120.050281/

2 二甲基胍戊酸（DMGV）。

3 1—甲基煙醯胺。

4 Edward Cooper, 'Just 12 Minutes of Exercise Offers Huge Benefits, Harvard-Affiliated Study Finds', Men's Health, 12 December 2020, https://www.menshealth.com/uk/health/a34845423/small-workouts-harvard-study-health/

第8週 全景視野走路

1 這必然是對「眼動減敏與歷程更新」的運作原理的極簡短探討。欲知更多詳情，請參看 http://www.emdr.com/

2 D. Eric Chamberlin, 'The Predictive Processing Model of EMDR', Frontiers in Psychology, 4 October 2019, https://www.frontiersin.org/articles/10.3389/fpsyg.2019.02267/full/
3 參看史丹佛大學神經生物學系胡貝爾曼實驗室，http://www.hubermanlab.com/index.html/
4 Nan Shepherd, The Living Mountain, Edinburgh, London: Canongate, 2019. First published 1977.

第9週 風中漫步

1 Douglas Mawson, *Home of the Blizzard Vol. 1*, 1912.
2 Lyall Watson, *Heaven's Breath: A Natural History of the Wind*, Hodder & Stoughton, 1984.
3 Theo A. Klimstra, Tom Frijns et al., 'Come rain or come shine: individual differences in how weather affects mood', *Emotion*, December 2011, https://pubmed.ncbi.nlm.nih.gov/21842988/
4 M. Sugawara, P. D. Ponath et al., 'Delineation of a previously unrecognized cis-acting element required for HLA class II gene expression', Proceedings of the National Academy of Sciences of the USA, 88 (22), 1991: 10347–51.
5 Annabel Abbs, Windswept: Why Women Walk, London: Two Roads, 2020.

第10週 起床後一小時內散步

1 Kerri Andrews, *Wanderers: A History of Women Walking*, London: Reaktion Books, 2020, p. 135.
2 A. Panzer, 'Depression or cancer: the choice between serotonin or melatonin?', *Medical Hypotheses*, 50 (5), May 1998, pp. 385–7, https://pubmed.ncbi.nlm.nih.gov/9681916/
3 Yoshimasa Oyama, Colleen M. Bartman et al., 'Intense Light-Mediated Circadian Cardioprotection via

Transcriptional Repro-gramming of the Endothelium', Cell Reports, 28 (6), 6 August 2019, https://www.cell.com/cell-reports/fulltext/S2211-1247(19)30910-6?_returnURL=https%3A%2F%2Flinkinghub.elsevier.com%2Fretrieve%2Fpii%2FS2211124719309106%3Fshowall%3Dtrue/

4 Bliss Hanlon, Michael J. Larson et al., 'Neural Response to Pictures of Food after Exercise in Normal-Weight and Obese Women', *Medicine & Science in Sports & Exercise*, 44 (10), October 2012, pp. 1864–70, https://journals.lww.com/acsm-msse/Fulltext/2012/10000/Neural_Response_to_Pictures_of_Food_after_Exercise.6.aspx/

5 Jae Hoon Jeong, Dong Kun Lee et al.,'Activation of temperature-sensitive TRPV1-like receptors in ARC POMC neurons reduces food intake', *PLOS Biology*, 24 April 2018, https://journals.plos.org/plosbiology/article?id=10.1371/journal.pbio.2004399/

6 Anders B. Klein, Trine S. Nicolaisen et al., 'Pharmacological but not physiological GDF15 suppresses feeding and the motivation to exercise', *Nature Communications*, 15 February 2021, https:// pubmed.ncbi.nlm.nih.gov/33589633/

7 Jun Wang, Shu-hua Li et al., 'Changes in negative air ions concentration under different light intensities and development of a model to relate light intensity to directional change', *Journal of Environmental Management*, 90 (8), June 2009, pp. 2746–54, https://www.sciencedirect.com/science/article/pii/S0301479709000759?via%3Dihub/

8 James Martin, 'Dawn Chorus: why do birds sing in the morning?', Woodland Trust, 19 April 2019, https://www.woodlandtrust.org.uk/blog/2019/04/dawn-chorus/#:~:text=Why%20do%20birds% 20sing%20so,would%20later%20in%20the%20day/

9 'Exposure to trees, the sky and birdsong in cities beneficial for mental wellbeing', King's College London News Centre, 16 January 2018, https://www.kcl.ac.uk/news/spotlight/exposure-to-trees-the-sky-and-birdsong-in-cities-beneficial-for-mental-wellbeing/

第11週 城市氣味漫步

1 Sensory Maps: Research, analysis & design of Sensory Maps, Kate McLean, http://sensorymaps.blogspot.com/

2 同上。

3 Xi Li, Forshing Lui, 'Anosmia', StatPearls, 6 July 2020, https://www.ncbi.nlm.nih.gov/books/NBK482152/

4 Victoria Van Regemorter, Thomas Hummel et al., 'Mechanisms Linking Olfactory Impairment and Risk of Mortality', *Frontiers in Neuroscience*, 21 February 2020, https://www.frontiersin.org/articles/10.3389/fnins.2020.00140/full/

5 Marlene M. Speth, Thirza Singer-Cornelius et al., 'Mood, anxiety and olfactory dysfunction in COVID-19: evidence of central nervous system involvement?', *Laryngoscope*, 2 July 2020, https:// www.ncbi.nlm.nih.gov/pmc/articles/PMC7361512/

6 Shirin Masjedi, Laurence J. Zwiebel and Todd D. Giorgio, 'Olfactory receptor gene abundance in invasive breast carcinoma', *Scientific Reports*, 9, article no. 13736, 2019, https://www.nature.com/articles/s41598-019-50085-4/

7 Syrina Al Aïn, Daphnée Poupon et al., 'Smell training improves olfactory function and alters brain structure', *Neuroimage*, 189, 1 April 2019, pp. 45–54, https://pubmed.ncbi.nlm.nih.gov/30630079/

第12週 雨中行走

1 Nan Shepherd, *The Living Mountain*, Canongate, 2019. First published 1977.

2 Cynthia Barnett, 'Making Perfume From the Rain', *The Atlantic*, 22 April 2015, https://www.theatlantic.com/international/archive/2015/04/making-perfume-from-the-rain/391011/

3 Jennifer Chu, 'Can rain clean the atmosphere?', MIT News Office, 28 August 2015, http://news.mit.edu/2015/rain-drops-attract-aerosols-clean-air-0828/

4 Nico Bunzeck and Emrah Düzel, 'Absolute Coding of Stimulus Novelty in the Human Substantia Nigra/VTA', Neuron, 51 (3), 3 August 2006, pp. 369–79, https://www.sciencedirect.com/science/article/pii/S0896627306004752/

5 R. Ito, M. Nakano et al., 'Effects of rain on energy metabolism while running in a cold environment', International Journal of Sports Medicine, August 2013, https://pubmed.ncbi.nlm.nih.gov/23371827/

第13週 邊走邊跳舞

1 Will Kemp, *Kemps nine daies wonder. Performed in a daunce from London to Norwich ... written by himselfe*, printed 1600, held at the Bodleian Library, University of Oxford.

2 'Morris man arrives in Norwich after 120-mile dance', *Eastern Daily Press*, 23 February 2011, https://www.edp24.co.uk/news/morris-man-arrives-in-norwich-after-120-mile-dance-471434/

3 René T. Proyer, Fabian Gander et al., 'Can Playfulness be Stimulated? A Randomised Placebo-Controlled Online Playfulness Intervention Study on Effects on Trait Playfulness, Well-Being, and Depression', *Applied Psychology: Health and Well-Being*, 25, August 2020, https://iaap-journals.onlinelibrary.wiley.com/

doi/10.1111/aphw.12220/. Authored by psychologists at University of Zurich, Pennsylvania State University and MLU, Germany.

4 Robert Sanders, 'Marian Diamond, known for studies of Einstein's brain, dies at 90', *Berkeley News*, 28 July 2017, https://news.berkeley.edu/2017/07/28/marian-diamond-known-for-studies-of-einsteins-brain-dies-at-90/

5 Michael L. Slepian and Nalini Ambady, 'Fluid movement and creativity', *Journal of Experimental Psychology: General*, 141(4), pp. 625–9, 2012, https://psycnet.apa.org/record/2012-04377-001/

6 Ana Kovakevic, Barbara Fenesi et al., 'The effects of aerobic exercise intensity on memory in older adults', *Applied Physiology, Nutrition and Metabolism*, 45 (6), pp. 591–600, June 2020, https://pubmed.ncbi.nlm.nih.gov/31665610/

7 參看 'Miranda – Galloping' on YouTube: https://www.youtube.com/watch?v=pmKtC8_4_wM

第14週 邊走邊聽

1 Brent A. Bauer, Susanne A. Cutshall et al., 'Effect of the combination of music and nature sounds on pain and anxiety in cardiac surgical patients: a randomized study', *Alternative Therapies in Health and Medicine*, 17 (4), July–Aug 2011, pp. 16–23, https://pubmed.ncbi.nlm.nih.gov/22314630/

2 Myriam Verena Thoma, Ricarda Mewes and Urs M. Nater, 'Preliminary evidence: the stress-reducing effect of listening to water sounds depends on somatic complaints', *Medicine (Baltimore)*, February 2018, https://www.ncbi.nlm.nih.gov/pmc/articles/PMC5842016/

3 Cassandra D. Gould van Praag, Sarah N. Garfinkel et al., 'Mind-wandering and alterations to default mode network connectivity when listening to naturalistic versus artificial sounds', Nature: Scientific Reports, 7,

article no. 45273, 2017, https://www.nature.com/articles/srep45273/

4 *Burden of disease from environmental noise – Quantification of healthy life years lost in Europe*, WHO Regional Office for Europe, Copenhagen, 2011.

5 'Woodland sounds boost wellbeing according to new study', National Trust, 12 September 2019, https://www.nationaltrust.org. uk/press-release/woodland-sounds-boost-wellbeing-according-to-new-study/

第15週 獨自行走

1 Clara Vyvyan, *Journey Up the Years*, Peter Owen, 1966.

2 William Hazlitt, 'On Going a Journey', 1822, quoted in Duncan Minshull, *While Wandering: A Walking Companion*, Vintage, 2014.

3 Jack Fong, 'A View from Sociology: The Role of Solitude in Transcending Social Crises – New Possibilities for Existential Sociology', from Robert J. Copland and Julie C. Bowker (eds), *The Handbook of Solitude*, John Wiley, 2013, https://onlinelibrary.wiley.com/doi/abs/10.1002/9781118427378.ch28/

4 Anthony Storr, Solitude: *A Return to the Self*, HarperCollins, 1997.

5 R. Larson and M. Lee, 'The capacity to be alone as a stress buffer', *Journal of Social Psychology*, 136, 1996, pp. 5–16, https://pubmed.ncbi.nlm.nih.gov/8851444/

6 A. Ben-Ari, 'Rethinking closeness and distance in intimate relationships: Are they really two opposites?', *Journal of Family Issues*, 33, 2012, pp. 391–412, https://journals.sagepub.com/doi/10.1177/0192513X11415357/

7 T. T. Nguyen, R. M. Ryan and E. L. Dec, 'Solitude as an approach to affective self-regulation', *Personality and*

Social Psychology Bulletin, 44, 2018, pp. 92–106, https://pubmed.ncbi.nlm.nih.gov/29072531/

8 Dorothy Pilley, *Climbing Days*, Quinn Press, 2011, originally published 1935.

9 例如參看 Matthew Bowker, *Solitude, a View from Political Theory: Desire, Subjectivity, and Pseudo-Solitude*, Wiley-Blackwell, 2013, https://www.academia.edu/4034245/Solitude_a_View_from _Political_Theory_Desire_Subjectivity_and_Pseudo_Solitude/

10 Pilley, *Climbing Days*.

11 Lia Noar and Ofra Mayseless, 'How Personal Transformation Occurs Following a Single Peak Experience in Nature: A Phenomenological Account', *Journal of Humanistic Psychology*, 23 June 2017, https://journals.sagepub.com/doi/abs/10.1177/0022167817714692/

12 Matthew Bowker, 'Interview on the Stigmatisation of Solitude', https://matthewhbowker.com/2018/09/09/interview-on-the-stigmatisation-of-solitude-elle-magazine-uk/

第16週 走路時撿垃圾

1 Olivia Mukerjea,' “Litter picking has saved their life”：how doing an hour of litter picking can improve your mental health', *Salford Now*, 13 October 2020, http://www.salfordnow.co.uk/2020/10/13/litter-picking-has-saved-their-life-how-doing-an-hour-of-litter-picking-can-improve-your-mental-health/

2 Kayleigh J. Wyles, Sabine Pahl et al., 'Can Beach Cleans Do More Than Clean-Up Litter? Comparing Beach Cleans to Other Coastal Activities', *Environment and Behavior*, 19 May 2016, https:// journals.sagepub.com/doi/10.1177/0013916516649412/

3 Rodlescia S. Sneed and Sheldon Cohen, 'A Prospective Study of Volunteerism and Hypertension Risk in Older

Adults', *Psychology and Aging*, June 2013, https://www.ncbi.nlm.nih.gov/pmc/articles/PMC3804225/

4 Hayley Guiney and Liana Machado, 'Volunteering in the Community: Potential Benefits for Cognitive Aging', *Journals of Gerontology, series B: Psychological Sciences and Social Sciences*, 2 March 2018, https://pubmed.ncbi.nlm.nih.gov/29161431/

5 Hannah Furness, 'Princes William and Harry reveal how they got teased after their father used to take them on litter-picking holiday', *Telegraph*, 4 November 2018, https:/www.telegraph.co.uk/news/2018/11/04/princes-william-harry-reveal-got-teased-father-used-take-litter/

第17週　跟著河流走

1 Annabel Abbs, *Windswept: Why Women Walk*, London: Two Roads, 2021.

2 Kerri Andrews, *Wanderers: A History of Women Walking*, London: Reaktion Books, 2020.

3 C. L. E. Rohde and A. D. Kendle, *Human well-being, natural landscapes and wildlife in urban areas: A review, English Nature Science*, 1994, http://publications.naturalengland.org.uk/publication/2320898/

4 Sebastian Völker and Thomas Kistermann, 'The impact of blue space on human health and well-being – Salutogenetic health effects of inland surface waters: a review', *International Journal of Hygiene and Environmental Health*, November 2011, https://pubmed.ncbi.nlm.nih.gov/21665536/

5 Myriam Verena Thoma, Ricarda Mewes and Urs M. Nater, 'Preliminary evidence: the stress-reducing effect of listening to water sounds depends on somatic complaints', *Medicine (Baltimore)*, February 2018, https://www.ncbi.nlm.nih.gov/pmc/articles/PMC5842016/

6 這個點子源自史蒂芬與瑞秋．卡普蘭（Stephen and Rachel Kaplan）一九八九年的書《大自然經驗》

（*Experience of Nature*），書中闡釋接觸大自然能幫助人們提升專注力。

7 'How cold water swimming could slow the onset of dementia', *BBC News: Health*, 19 October 2020, https://www.bbc.co.uk/news/av/health-54600555/

第18週 帶狗狗散步

1 Mary Eyre, *A Lady's Walks in the South of France*, 1865.

2 C. Westgarth, M. Knuiman and H. E. Christian, 'Understanding how dogs encourage and motivate walking: cross-sectional findings from RESIDE', *BMC Public Health*, 16, article no. 1019, 2016, https://bmcpublichealth.biomedcentral.com/articles/10.1186/s12889-016-3660-2/

3 Bruce Headey and Markus M. Grabka, 'Pets and Human Health in Germany and Australia: National Longitudinal Results', *Social Indicators Research*, 80, 2007, pp. 297–311, https://link.springer.com/article/10.1007/s11205-005-5072-z/

4 引述自 Annabel Streets and Susan Saunders, *The Age-Well Project: Easy Ways to a Longer, Healthier, Happier Life*, London: Piatkus, 2019.

5 Chia-Chun Tsai, Erike Friedmann and Sue A. Thomas, 'The Effect of Animal-Assisted Therapy on Stress Responses in Hospitalized Children', *Anthrozoös*, 23, 2010, https://www.tandfonline.com/doi/abs/10.2752/175303710X12750451258977/

6 Lynda Rondeau, Hélène Corriveau et al., 'Effectiveness of a rehabilitation dog in fostering gait retraining for adults with a recent stroke: A multiple single-case study', *NeuroRehabilitation*, 27 (2), pp. 155–63, 2010, https://content.iospress.com/articles/ neurorehabilitation/nre00592/

7 Richard Schiffman, 'Are pets the new probiotic?', *New York Times*, 6 June 2017, https://www.nytimes.com/2017/06/06/well/family/are-pets-the-new-probiotic.html/

8 Claudia Schultz, Hans-Helmut König and André Hajek, 'Differences in Self-Esteem Between Cat Owners, Dog Owners, and Individuals Without Pets', *Frontiers in Veterinary Science*, 2 September 2020, https://pubmed.ncbi.nlm.nih.gov/32984412/

9 Elizabeth J. Wenden, Leanne Lester et al., 'The relationship between dog ownership, dog play, family dog walking, and pre-schooler social-emotional development: findings from the PLAYCE observational study', Pediatric Research, 6 July 2020, https://pubmed.ncbi.nlm.nih.gov/32624570/

第19週 林間漫步

1 Caoimhe Twohig-Bennett and Andy Jones, 'The health benefits of the great outdoors: A systematic review and meta-analysis of greenspace exposure and health outcomes', *Environmental Research*, October 2018, https://pubmed.ncbi.nlm.nih.gov/29982151/

2 Liisa Tyrväinen, Ann Ojala et al., 'Health and well-being from forests – experience from Finnish research', *Santé publique, Vandoeuvre-les-Nancy*, France, 13 May 2019, https://pubmed.ncbi.nlm.nih.gov/31210484/

3 Katherine Ka-Yin Yau and Alice Yuen Loke, 'Effects of forest bathing on pre-hypertensive and hypertensive adults: A review of the literature', *Environmental Health and Preventive Medicine*, 25, 2020, p. 23.

4 'Largest Study Ever Finds that Urban Green Space Can Prevent Premature Deaths', Barcelona Institute for Global Health, 21 November 2019, https://www.isglobal.org/en/search-results?p _p_id=101&p_p_lifecycle=0&p_p_state=maximized&p _p_mode=view&_101_struts_action=%2Fasset_publisher%2Fview

_content&_101_assetEntryId=7587618&_101_type=content&_101 _urlTitle=los-espacios-verdes-en-las-ciudades-pueden-evitar-muertes-prematuras-segun-el-mayor-estudio-realizado-hasta-la-fecha&inheritRedirect=false/

5 Ming Kuo et al., 'Greening for academic achievement: Prioritizing what to plant and where', *Landscape and Urban Planning*, 206, February 2021, https://www.sciencedirect.com/science/article/pii/S0169204620314456?via%3Dihub/

6 Qing Li, *Shinrin-Yoku: The Art and Science of Forest Bathing*, London: Penguin, 2018, p. 99.

7 Marja I. Roslund, Riikka Puhakka et al., 'Biodiversity intervention enhances immune regulation and health-associated commensal microbiota among daycare children', *Scientific Advances*, October 2020, https://www.ncbi.nlm.nih.gov/pmc/articles/PMC7556828/

8 Qing Li, *Shinrin-Yoku*.

9 Denise Mitten, Jillisa R. Overholt et al., 'Hiking: A low-cost, accessible intervention to promote health benefits', *American Journal of Lifestyle Medicine*, 12 (4), 2018.

第20週 走路幫助記憶

1 Sabine Schaefer, Martin Lövdén et al., 'Cognitive performance is improved while walking: Differences in cognitive-sensorimotor couplings between children and young adults', *European Journal of Developmental Psychology*, 7, 2010, https://www.tandfonline.com/doi/abs/10.1080/17405620802535666/

2 Carlos R. Salas, Katsumi Minakata and William L. Kelemen, 'Walking before study enhances free recall but not judgement-of-learning magnitude', *Journal of Cognitive Psychology*, 23, 2011, https://www.tandfonline.

com/doi/abs/10.1080/20445911.2011.532207/

3 「聯想記憶」通常被描述成學習和記住不相干的項目，例如面孔和名字之間的關係的能力。

4 Aleksandar Aksentijevic et al., 'It takes me back: The mnemonic time-travel effect', Cognition, 182, October 2018, pp. 242–50, https:// www.researchgate.net/publication/328496505_It_takes_me_back _The_mnemonic_time-travel_effect/

5 Megan E. Speer and Mauricio R. Delgado, 'Reminiscing about positive memories buffers acute stress responses', *Nature Human Behaviour*, May 2017, https://www.ncbi.nlm.nih.gov/pmc/articles/PMC6719713/; and 'Recalling positive events and experiences can help protect young people against depression in later life', Cambridge Neuroscience, https:/ /www.neuroscience.cam.ac.uk/news/article.php?permalink=0677198f2c/

6 K. Erickson et al., 'Physical activity predicts gray matter volume in late adulthood: the Cardiovascular Health Study', *Neurology*, 75, 19 October 2010, pp. 1415–22.

7 Tsubasa Tomoto, Jie Liu et al., 'One-Year Aerobic Exercise Reduced Carotid Arterial Stiffness and Increased Cerebral Blood Flow in Amnestic Mild Cognitive Impairment', *Journal of Alzheimer's Disease*, 80 (2), 2021, pp. 841–53, https://content.iospress.com/articles/journal-of-alzheimers-disease/jad201456/

8 Y. K. Chang, J. D. Labban et al., 'The effects of acute exercise on cognitive performance: A meta-analysis', *Brain Research*, 1453, 9 May 2012, pp. 87–101, https://www.sciencedirect.com/science/article/abs/pii/S0006899312004003?casa_token=4VvVk8VEe EQAAAAA:RNAGs9jDIA2bu13i47PjgMIbP1Axyeov0GNcUGG Pu_U_zqPkvOSGhiCvg0Gl9ogOreE26QUfZpQ/

9 Roy David Samuel, Ofir Zavdy et al., 'The Effects of Maximal Intensity Exercise on Cognitive Performance in Children', *Journal of Human Kinetics*, June 2017, https://www.ncbi.nlm.nih.gov/pmc/articles/

PMC5504581/#:%7E:text=Maximal%20intensity%20 exercise%20in%20children,improve%20following%20 a%20 recovery%20period/

第21週 鍛鍊好奇心——走在地脈上

1 Alfred Watkins, Early British Trackways, 1921, and *The Old Straight Track*, 1925.
2 Danny Sullivan, Ley Lines – *A Comprehensive Guide To Alignments*, Langport: Green Magic, 2004.
3 Matthias J. Gruber, Maureen Ritchey et al., 'Post-learning hippocampal dynamics promote preferential retention of rewarding events', Neuron, 2 March 2016, https://www.ncbi.nlm.nih.gov/pmc/articles/PMC4777629/
4 Todd Kashdan and Michael F. Steger, 'Curiosity and pathways to well-being and meaning in life: Traits, states, and everyday behaviors', *Motivation & Emotion*, 31, 11 September 2007, pp. 153–73, https://link.springer.com/article/10.1007/s11031-007-9068-7/
5 Rangan Chatterjee, 'Auschwitz Survivor Dr Edith Eger on How to Discover Your Inner Power', Dr Chatterjee, 1 January 2021, https://drchatterjee.com/auschwitz-survivor-dr-edith-eger-on-how-to-discover-your-inner-power/
6 Todd Kashdan, *Curious? Discover the Missing Ingredient to a Fulfil-ling Life*, London: Harper Collins, 2009.
7 Kashdan, *Curious?*

第22週 安靜行走

1 K. S. Kraus, S. Mitra et al., 'Noise trauma impairs neurogenesis in the rat hippocampus', Neuroscience, 2 June

2010, https://pubmed.ncbi.nlm.nih.gov/20206235/

2 Imke Kirste, Zeina Nicola et al., 'Is silence golden? Effects of auditory stimuli and their absence on adult hippocampal neurogenesis', *Brain Structure and Function*, 220 (2), 2015, pp. 1221–8, https://www.ncbi.nlm.nih.gov/pmc/articles/PMC4087081/

3 Jennifer Weuve, Jennifer D'Souza et al., 'Long-term community noise exposure in relation to dementia, cognition, and cognitive decline in older adults', *Alzheimer's & Dementia*, 20 October 2020, https://alz-journals.onlinelibrary.wiley.com/doi/10.1002/alz.12191/

4 Harry Wallop, 'How noise pollution affects your health – it takes years off your life', The Times, 18 June 2019, https://www.thetimes.co.uk/article/noise-pollution-isnt-just-annoying-it-affects-your-health-and-takes-years-off-your-life-q36rn2bvr/

5 L. Bernardi, C. Porta and P. Sleight, 'Cardiovascular, cerebrovascular, and respiratory changes induced by different types of music in musicians and non-musicians: the importance of silence', Heart, 92 (4), April 2006, pp. 445–52, https://www.ncbi.nlm.nih.gov/pmc/articles/PMC1860846/

6 'Researchers find how brain hears the sound of silence', University of Oregon, https://uonews.uoregon.edu/archive/news-release/2010/2/researchers-find-how-brain-hears-sound-silence/

7 Miao Cheng, Masaharu Kato et al., 'Paired walkers with better first impression synchronize better', *PLoS One*, 21 February 2020, https://journals.plos.org/plosone/article?id=10.1371/journal.pone.0227880/

8 Peter Matthiessen, *The Snow Leopard*, London: Vintage, 1998 (originally published 1978).

第23週 高海拔步行

1 Majid Ezzati, Mara E. M. Horwitz et al., 'Altitude, life expectancy and mortality from ischaemic heart disease, stroke, COPD and cancers: national population-based analysis of US counties', *Journal of Epidemiology and Community Health*, 66 (7), 2012, https://jech.bmj.com/content/66/7/e17/

2 Rhea Maze, 'A 17,000-foot view: CSU researcher finds surprising results in high-altitude study', *Colorado State University College News*, 27 July 2018, https://cvmbs.source.colostate.edu/a-17000-foot-view-csu-researcher-finds-surprising-results-in-high-altitude-study/

3 Yanfei Guo, Zhenzhen Xing et al., 'Prevalence and Risk Factors for COPD at High Altitude: A Large Cross-Sectional Survey of Subjects Living Between 2,100–4,700 m Above Sea Level', *Frontiers in Medicine* (Lausanne), 2020, https://www.ncbi.nlm.nih.gov/pmc/articles/PMC7744817/

4 Two of the many studies on this subject are: J. J. Larsen, J. M. Hansen et al., 'The effect of altitude hypoxia on glucose homeostasis in men', *Journal of Physiology*, 504 (1), 1997, pp. 241–9, https://physoc.onlinelibrary.wiley.com/doi/full/10.1111/j.1469-7793.1997.241bf.x, and B. Kayser and S. Verges, 'Hypoxia, energy balance and obesity: from pathophysiological mechanisms to new treatment strategies', Obesity Reviews, 14 (7), July 2013, pp. 579–92, https://pubmed.ncbi.nlm.nih.gov/23551535/

5 M. Burtscher, W. Nachbauer et al., 'Benefits of training at moderate altitude versus sea level training in amateur runners', *European Journal of Applied Physiology and Occupational Physiology*, 74, 1996, pp. 558–63, https://link.springer.com/article/10.1007/BF02376773/

第24週　帶著地圖走

1 Sarah Hartley, *Mrs P's Journey*, London: Simon & Schuster, 2001.

2 Eleanor A. Maguire, David G. Gadian et al., 'Navigation-related structural change in the hippocampi of taxi drivers', PNAS, 97 (8), 11 April 2000, pp. 4398–403, https://www.pnas.org/content/97/8/4398/

3 Sarah Knapton, 'Google Maps increases risk of developing Alzheimer's expert warns', *Telegraph*, 29 May 2019, https://www.telegraph.co.uk/science/2019/05/29/google-maps-increases-risk-developing alzheimers-expert-warns/

4 Russell A. Epstein, Eva Zita Patel et al., 'The cognitive map in humans: Spatial navigation and beyond', *Nature Neuroscience*, 26 October 2017, https://www.ncbi.nlm.nih.gov/pmc/articles/PMC 6028313/

5 對前額葉皮質而不是海馬迴的要求。參看同上。

6 Brian Handwerk, 'In Some Ways, Your Sense of Smell Is Actually Better Than a Dog's', *Smithsonian Magazine*, 22 May 2017, https://www.smithsonianmag.com/science-nature/you-actually-smell-better-dog-180963391/

7 例如，Tristian Gooley, *The Walker's Guide to Outdoor Clues and Signs*, London: Sceptre, 2014.

8 Michael Bond, Wayfinding, *The Art and Science of How We Find and Lose Our Way*, London: Picador, 2020.

第25週　有目的的走

1 Gilsu Pae and Gulsah Akar, 'Effects of walking on self-assessed health status: Links between walking, trip purposes and health', Journal of Transport & Health, 18, September 2020, https://www.science direct.com/science/article/abs/pii/S2214140520301055?via%3Dihub/

2 訪談作者 Joanna Hall，November 2020。

第26週 走在陽光裡

1 Joseph S. Alpert, 'Jeremiah Metzger and the Era of Heliotherapy', *Transactions of the American Clinical and Climatological Association*, 2015, https://www.ncbi.nlm.nih.gov/pmc/articles/PMC4530709/

2 The Times, quoted in Simon Carter, *Rise and Shine: Sunlight, Technology and Health*, Oxford and New York: Berg, 2007, p. 64.

3 Lars Alfredsson, Bruce K. Armstrong et al., 'Insufficient Sun Exposure Has Become a Real Public Health Problem', *International Journal of Environmental Research and Public Health*, 17 (14), 2020, https://www.mdpi.com/1660-4601/17/14/5014/htm#B3-ijerph-17-05014/

4 John Cannell et al., 'On the Epidemiology of Influenza', Virology Journal, 5, article no. 29, 2008, https://virologyj.biomedcentral.com/articles/10.1186/1743-422X-5-29. See also John Cannell et al., 'Epidemic influenza and vitamin D', *Epidemiology and Infection*, December 2006, https://pubmed.ncbi.nlm.nih.gov/16959053/

5 舉例來說，Beata M. Gruber-Bzura, 'Vitamin D and Influenza – Prevention or Therapy?', *International Journal of Molecular Sciences*, August 2018, https://www.ncbi.nlm.nih.gov/pmc/articles/PMC6121423/

6 Marcia Frellick, 'Avoiding Sun as Dangerous as Smoking', *Medscape*, 23 March 2016, https://www.medscape.com/viewarticle/860805; or P. G. Lindqvist, E. Epstein et al., 'Avoidance of sun exposure as a risk factor for major causes of death: A competing risk analysis of the Melanoma in Southern Sweden cohort', *Journal of Internal Medicine*, October 2016, pp. 375–87, https://pubmed.ncbi.nlm.nih.gov/26992108/

7 J. Reichrath (ed.), *Sunlight, Vitamin D and Skin Cancer*, Cham, Switzerland: Springer, 2017, p. 120.

8 'Sunshine could benefit health and prolong life, study suggests', *EurekAlert!*, 7 May 2013, https://www.eurekalert.org/pub_releases/2013-05/uoe-scb050713.php/

9 Thieu X. Phan, Barbara Jaruga et al., 'Intrinsic Photosensitivity Enhances Motility of T Lymphocytes', *Scientific Reports*, 6, article no. 39479, 2016, https://www.nature.com/articles/srep39479/

10 H. J. van der Rhee, E. de Vries and J. W. Coebergh, 'Regular sun exposure benefits health', *Medical Hypotheses*, 97, December 2016, pp. 34–7, https://www.sciencedirect.com/science/article/abs/pii/S0306987716303966?via%3Dihu/

11 例如參看 Dr Tim Spector, 'The sun goes down on vitamin D: why I changed my mind about this celebrated supplement', The Conversation, 6 January 2016, https://theconversation.com/the-sun-goes-down-on-vitamin-d-why-i-changed-my-mind-about-this-celebrated-supplement-52725/

12 引述自 Elena Conis, 'The rise and fall of sunlight therapy', *Los Angeles Times*, 28 May 2007, https://www.latimes.com/archives/la-xpm-2007-may-28-he-esoterica28-story.html/

13 Farhad Hosseinpanah, Sima Hashemi pour et al., 'The effects of air pollution on vitamin D status in healthy women: A cross sectional study', *BMC Public Health*, 2010, https://www.ncbi.nlm.nih.gov/pmc/articles/PMC2940914/#:~:text=The%20level%20of%20air%20 pollution,lowers%20vitamin%20D%20cutaneous%20 synthesis/

第27週 邊走邊唱

1 Daisy Fancourt, Aaron Williamon et al., 'Singing modulates mood, stress, cortisol, cytokine and neuropeptide

activity in cancer patients and carers', ecancer, 5 April 2016, https://ecancer.org/en/journal/article/631-singing-modulates-mood-stress-cortisol-cytokine-and-neuropeptide-activity-in-cancer-patients-and-carers/abstract/

2 T. Moritz Schladt, Gregory C. Nordmann et al., 'Choir versus Solo Singing: Effects on Mood, and Salivary Oxytocin and Cortisol Concentrations', Frontiers in Human Neuroscience, 14 September 2017, https://pubmed.ncbi.nlm.nih.gov/28959197/

3 "Imperfect Harmony"：How Singing With Others Changes Your Life', NPR, 3 June 2013, https://www.npr.org/2013/06/03/188355968/imperfect-harmony-how-chorale-singing-changes-lives/

4 Seung Yeol Lee, Hyun Seok et al., 'Immediate Effects of Mental Sing-ing While Walking on Gait Disturbance in Hemiplegic Stroke Patients: A Feasibility Study', *Annals of Rehabilitation Medicine*, 2018, https://www.e-arm.org/journal/view.php?doi=10.5535/arm.2018.42.1.1/

5 Elinor C. Harrison, Marie E. McNeely and Gammon M. Earhart, 'The feasibility of singing to improve gait in Parkinson disease', *Gait & Posture*, March 2017, https://pubmed.ncbi.nlm.nih.gov/28226309/

第28週 帶著野餐走

1 Isabella Beeton, Beeton's Book of Household Management, 1861.

2 N. Babault, M. Pousson et al., 'Activation of human quadriceps femoris during isometric, concentric, and eccentric contractions', *Journal of Applied Physiology* (1985), December 2001, https://pubmed.ncbi.nlm.nih.gov/11717228/

3 Ellen Weeton, *Journal of a Governess*, 1807–11 and 1811–25.

4 Gladys Mary Coles, *Mary Webb*, Bridgend: Seren Books, 1996.

5 Bill Laws, *Byways, Boots & Blisters: A History of Walkers & Walking*, Stroud: The History Press, 2009.

6 Mike McRae, 'Weight Training in One Arm Has Benefits For The Other, Even if It Doesn't Do a Thing', *Science Alert*, 25 October 2020, https://www.sciencealert.com/weight-training-in-one-arm-has-benefits-for-the-other-one-even-if-it-doesn-t-lift-a-thing/

第29週 赤足行走

1 Society for Barefoot Living, https://www.barefooters.org/the-barefoot-league/

2 Karen Weintraub, 'Going Barefoot is Good for the Sole', *Scientific American*, 26 June 2019, https://www.scientificamerican.com/ article/going-barefoot-is-good-for-the-sole/

3 B. Zipfel and L. R. Berger, 'Shod versus unshod: The emergence of forefoot pathology in modern humans?', *The Foot*, 17 (4), December 2007, pp. 205–13, https://www.sciencedirect.com/science/article/abs/pii/S0958259207000533/

4 Society for Barefoot Living, Medical Research, https://www.bare footers.org/medical-research/

5 Freddy Sichting, Nicholas B. Holowka et al., 'Effect of the upward curvature of toe springs on walking biomechanics in humans', Scientific Reports, 10, article no. 14643, 2020, https://www.nature.com/articles/s41598-020-71247-9/

6 Elizabeth F. Miller, Katherine Whitcome et al., 'The effect of minimal shoes on arch structure and intrinsic foot muscle strength', Journal of Sport and Health Science, 3 (2), June 2014, pp. 74–85, https://www.sciencedirect.com/science/article/pii/S20952546 14000374?via%3Dihub/

第30週 與離子同行

1 全都引述自 Samuel Taylor Coleridge and Robert Macfarlane，本章出自 Macfarlane's *The Wild Places*, London: Granta, 2007, pp. 207–10.

2 空氣負離子（NAI）有時稱作「陰離子」，空氣正離子（PAI）有時稱作「陽離子」。負離子帶有額外的電荷，而正離子失去一個或多個電子。

3 Shu-Ye Jiang, Ali Ma and Srinivasan Ramachandran, 'Negative Air Ions and Their Effects on Human Health and Air Quality Improvement', *International Journal of Molecular Sciences*, October 2018, https://www.ncbi.nlm.nih.gov/pmc/articles/PMC6213340/

4 Predrag Kolarž, Martin Gaisberger et al., 'Characterization of ions at Alpine waterfalls', *Atmospheric Chemistry and Physics*, 12, April 2012, https://www.researchgate.net/publication/234008623 _Characterization_of_ions_at_Alpine_waterfalls/

5 Martin Gaisberger, Renata Šanović et al., 'Effects of Ionized Waterfall Aerosol on Pediatric Allergic Asthma', *Journal of Asthma*, 49 (8), 2012, https://www.tandfonline.com/doi/abs/10.3109/02770903.2012.705408?journalCode=ijas20/

6 Carina Grafelstätter, Martin Gaisberger et al., 'Does waterfall aerosol influence mucosal immunity and chronic stress? A randomized controlled clinical trial', *Journal of Physiological Anthropology*, 36 (10), 2017, https://www.ncbi.nlm.nih.gov/pmc/articles/PMC5237191/

7 Benjamin J Scherlag, Ronald A Scherlag and Sunny S Po, 'A Potential Non-Invasive Therapy to Treat COVID-19, As Yet Unrecognized in the Medical Literature', *International Archives of Internal Medicine*, 4 (2), 2020, https://clinmedjournals.org/articles/iaim/international-archives-of-internal-medicine-iaim-4-027.pdf/

8 Hui Wang, Bing Wang et al., 'Study on the change of negative air ion concentration and its influencing factors at different spatiotemporal scales', *Global Ecology and Conservation*, 23, 2020, https:// www.sciencedirect.com/science/article/pii/S2351989420300214/
9 同上。
10 A. K. Kamra, A. S. Gautam and Devendraa Siingh, 'Charged nanoparticles produced by splashing of raindrops', JGR: *Atmospheres*, 25 June 2015, https://agupubs.onlinelibrary.wiley.com/doi/full/10.1002/2015JD023320/
11 Hui Wang, Bing Wang et al., 'Study on the change of negative air ion concentration', *Global Ecology and Conservation*, 23, September 2020.

第31週 走在海邊

1 Callum Roberts, *Ocean of Life*, London: Penguin, 2013.
2 Joanne K. Garrett, Theodore J. Clitherow et al., 'Coastal proximity and mental health among urban adults in England: The moderating effect of household income', *Health & Place*, 59, September 2019, https://www.sciencedirect.com/science/article/pii/S1353829219300607/
3 Quoted in Wallace J. Nichols, *Blue Mind: How Water Makes You Happier, More Connected and Better at What You Do*, London: Abacus, 2014.
4 Dr Mathew White quoted in Elle Hunt, 'Blue spaces: why time spent near water is the secret of happiness', *Guardian*, 3 November 2019, https://www.theguardian.com/lifeandstyle/2019/nov/03/blue-space-living-near-water-good-secret-of-happiness/
5 Anna Turns, 'The Ocean Effect', *Coast*, January 2017, https://bluehealth2020.eu/wp/wp-content/

uploads/2017/01/Coast_January-2017_BlueHealth.pdf/

第32週 水中步行

1 'The effects of aquatic walking and jogging program on physical function and fall efficacy in patients with degenerative lumbar spinal stenosis', *Journal of Exercise Rehabilitation*, 11 (5), 30 October 2015, pp. 272–5, https://pubmed.ncbi.nlm.nih.gov/26535218/

2 A. Conti., C. Minganti et al., 'Cardiorespiratory of land and water walking on a non-motorized treadmill', *Journal of Sports Medicine and Physical Fitness*, March 2015, https://pubmed.ncbi.nlm.nih.gov/25735227/

3 Daniel Rodriguez, Valter Silva et al., 'Hypotensive response after water-walking and land-walking exercise sessions in healthy trained and untrained women', *International Journal of General Medicine*, 4, 2011, https://www.ncbi.nlm.nih.gov/pmc/articles/PMC3160863/

4 Hannah Denton and Kay Aranda, 'The wellbeing benefits of sea swimming. Is it time to revisit the sea cure?', *Qualitative Research in Sport, Exercise and Health*,12 (5), 2020, pp. 647–63, https://www. tandfonline.com/doi/full/10.1080/2159676X.2019.1649714/

5 水深及膝時，重力減少百分之三十；水深及腰時減少百分之五十，及頸時重力減少百分之九十。

6 Hyosok Lim, Daniel Azurdia et al., 'Influence of water depth on energy expenditure during aquatic walking in people post stroke', *Physiotherapy Research International*, July 2018, https://pubmed.ncbi.nlm.nih.gov/29749670/

第33週　走到哪裡畫到哪裡

1 Rosalia Lelchuk Staricoff, 'Arts in health: the value of evaluation', Journal of the *Royal Society for the Promotion of Health*, May 2006, https://pubmed.ncbi.nlm.nih.gov/16739616/

2 Anne Bolwerk, Jessica Mack-Andrick et al., 'How Art Changes Your Brain: Differential Effects of Visual Art Production and Cognitive Art Evaluation on Functional Brain Connectivity', *PLoS One*, 2014, https://www.ncbi.nlm.nih.gov/pmc/articles/PMC4077746/

3 Dafna Regev and Liat Cohen-Yatziv, 'Effectiveness of Art Therapy With Adult Clients in 2018 – What Progress Has Been Made?', *Frontiers in Psychology*, 2018, https://www.ncbi.nlm.nih.gov/pmc/articles/PMC6124538/

4 Rosebud O. Roberts, Ruth H. Cha et al., 'Risk and protective factors for cognitive impairment in persons aged 85 years and older', *Neurology*, 5 May 2015, https://n.neurology.org/content/84/18/1854/

第34週　滿月下行走

1 Ryotaro Wake, Takuya Misugi et al., 'The Effect of the Gravitation of the Moon on Frequency of Births', *Environmental Health Insights*, 2010, https://www.ncbi.nlm.nih.gov/pmc/articles/PMC2956479/#!po=50.0000/

2 Christian Cajochen, Song l Altanay-Ekici et al., 'Evidence that the lunar cycle influences human sleep', *Current Biology*, 23 (15), August 2005, pp. 1485–8, https://www.cell.com/current-biology/comments/S0960-9822(13)00754-9/

3 Ciro Della Monica, Guiseppe Atzori and Derk-Jan Dijk, 'Effects of lunar phase on sleep in men and women in

Surrey', *Journal of Sleep Research*, December 2015, https://pubmed.ncbi.nlm.nih.gov/26096730/

4 Simo Näyhä, 'Lunar cycle in homicides: a population-based time series study in Finland', *BMJ Open*, 2019, https://www.ncbi.nlm.nih.gov/pmc/articles/PMC6340448/

5 A. L. Lieber, 'Human Aggression and the Lunar Synodic Cycle', National Criminal Justice Reference Service, 1978, https://www.ojp.gov/ncjrs/virtual-library/abstracts/human-aggression-and-lunar-synodic-cycle/

6 Victor Benno Meyer-Rochow, Tapani Hakko et al., 'Synodic lunar phases and suicide: based on 2605 suicides over 23 years, a full moon peak is apparent in premenopausal women from northern Finland', Molecular Psychiatry, 2020, https://www.nature.com/articles/s41380-020-0768-7/

7 Florian Raible, Hiroki Takekata and Kristin Tessmar-Raible, 'An Overview of Monthly Rhythms and Clocks', Frontiers in Neurology, 2017, https://www.ncbi.nlm.nih.gov/pmc/articles/PMC5428424/

第35週 游牧民族走法

1 K. T. Laird, P. Paholpak et al., 'Mind-Body Therapies for Late-Life Mental and Cognitive Health', *Current Psychiatry Reports*, 20, article no. 2, 2018, https://link.springer.com/article/10.1007/s11920-018-0864-4/

第36週 揹著背包走

1 Alice Brown, *By Oak and Thorn: A Record of English Days*, Boston: Houghton, Mifflin and Company, 1896.

2 'Human hearts evolved for endurance', *Science Daily*, 16 September 2019, https://www.sciencedaily.com/releases/2019/09/1909161701 20.htm/

3 Daniel Lieberman, Exercised: *The Science of Physical Activity, Rest and Health*, London: Penguin, 2020.

4 吉姆・佩特（Jim Pate），健康與人力績效中心（Centre for Health & Human Performance）資深生理學家，引述自《健康》（*Health*）雜誌，January 2020。

5 Taylor J. Kelty, Todd R. Schachtman et al., 'Resistance-exercise training ameliorates LPS-induced cognitive impairment concurrent with molecular signaling changes in the rat dentate gyrus', *Journal of Applied Physiology*, July 2019, https://pubmed.ncbi.nlm.nih.gov/31120807/

6 'Training for Ruck Marches', Stew Smith Fitness, http://www.stewsmith.com/linkpages/ruckmarches.htm/

7 Lisa Mosconi, *The XX Brain: The Groundbreaking Science Empowering Women to Prevent Dementia*, Sydney: Allen & Unwin, 2020, p. 232.

8 訪談作者 Martin Christie，March 2019。

9 訪談作者 Lieutenant Liam O'Kelly，20 December 2020。

10 Simone Schnall, Kent D. Harber et al., 'Social Support and the Perception of Geographical Slant', *Journal of Experimental Social Psychology*, 1 September 2008, https://pubmed.ncbi.nlm.nih.gov/22389520/

第37週 覓食步行

1 Patience Gray, Honey from a Weed, London: Prospect Books, 2002.

2 Alyssa N. Crittenden and David A. Zes, 'Food Sharing among Hadza Hunter-Gatherer Children', *PLoS One*, 10, 2015, https://www. ncbi.nlm.nih.gov/pmc/articles/PMC4494808/

3 Anna Brooks, '15 Superfoods and the Scientific Reasons to Eat Them', Everyday Health, 12 May 2020, https://www.everydayhealth.com/photogallery/superfoods.aspx/

4 Barbara Shukitt-Hale, Vivian Cheng and James A. Joseph, 'Effects of blackberries on motor and cognitive

function in aged rats', *Nutritional Neuroscience*, 12 (3), 2009, pp. 135–40, https://www.tandfonline.com/doi/abs/10.1179/147683009X423292/

5 Ivan V. Zmitrovich, Nina V. Belova et al., 'Cancer without Pharmacological Illusions and a Niche for Mycotherapy (Review)', *International Journal of Medicinal Mushrooms*, 2019, https://pubmed.ncbi.nlm.nih.gov/30806218/

6 Mahmood Abedinzade, Mohammad Rostampour et al., 'Urtica Dioica and Lamium Album Decrease Glycogen Synthase Kinase-3 beta and Increase K-Ras in Diabetic Rats', *Journal of Pharmacopuncture*, December 2019, https://pubmed.ncbi.nlm.nih.gov/31970022/

7 Roman Leontiev, Nils Hohaus et al., 'A Comparison of the Antibacterial and Antifungal Activities of Thiosulfinate Analogues of Allicin', *Scientific Reports*, 8, article no. 6763, 2018, https://www.nature.com/articles/s41598-018-25154-9/

8 'Eating nuts can lower cholesterol, say experts', BBC News, 10 May 2010, http://news.bbc.co.uk/1/hi/health/8673208.stm/

9 https://britishlocalfood.com/foraging-british-law/

第38週 爬山

1 Quoted in Duncan Minshull, *The Vintage Book of Walking*, London: Vintage, 2000.

2 Nan Shepherd, *The Living Mountain*, Edinburgh: Canongate, 2011.

3 Marc Phillippe, Hannes Gatterer et al., 'The Effects of 3 Weeks of Uphill and Downhill Walking on Blood Lipids and Glucose Metabolism in Pre-Diabetic Men: A Pilot Study', Journal of Sports Science & Medicine,

16 (1), March 2017, pp. 35–43, https://www.ncbi.nlm.nih.gov/pmc/articles/PMC5358029/

4 Gretchen Reynolds, 'For successful aging, pick up the pace or mix it up', *New York Times*, 2 September 2020, https://www.nytimes.com/2020/09/02/well/move/aging-exercise-walking-cycling.html ?smid=em-share/

5 Clare Roche, 'Women Climbers 1850–1900: A Challenge to Male Hegemony?', *Sport in History*, 33 (3), 2013, pp. 236–59, https://www.tandfonline.com/doi/abs/10.1080/17460263.2013.826437?scroll/ =top&needAccess=true&journalCode=rsih20/

6 Nicola Giovanelli, Michele Sulli et al., 'Do poles save energy during steep uphill walking?', *European Journal of Applied Physiology*, July 2019, https://pubmed.ncbi.nlm.nih.gov/31020400/

7 Clarissa S. Whiting, Stephen P. Allen et al., 'Steep (30°) uphill walking vs. running: COM movements, stride kinematics, and leg muscle excitations', *European Journal of Applied Physiology*, October 2020, https://pubmed.ncbi.nlm.nih.gov/32705391/

8 Simone Schnall, Kent D. Harber et al., 'Social Support and the Perception of Geographical Slant', Journal of Experimental Social Psychology, 1 September 2008, https://pubmed.ncbi.nlm.nih.gov/22389520/

第39週 邊走邊聞

1 Rachel Carson, 'An Island I Remember', Lost Woods: *The Discovered Writing of Rachel Carson*, Boston, Mass.: Beacon Press, 1999.

2 Hazem S. Elshafie, Ippolito Camele et al., 'An Overview of the Biological Effects of Some Mediterranean Essential Oils on Human Health', Bioactive Natural Products 2017, https://www.hindawi.com/journals/bmri/2017/9268468/

3 Bing Qui, Wei Jiang et al., 'Pine needle oil induces G2/M arrest of HepG2 cells by activating the ATM pathway', *Experimental and Therapeutic Medicine*, February 2018, https://www.ncbi.nlm.nih.gov/pubmed/29434792/

4 Nguyen Thi Hoai, Ho Viet Duc et al., 'Selectivity of *Pinus sylvestris* extract and essential oil to estrogen-insensitive breast cancer cells *Pinus sylvestris* against cancer cells', *Pharmacognosy Magazine*, October 2015, https://www.ncbi.nlm.nih.gov/pmc/articles/PMC4653339/

5 例如參看 Mahboobeh Ghasemzadeh Rahbardar et al., 'Anti-inflammatory effects of ethanolic extract of Rosmarinus officinalis L. and rosmarinic acid in a rat model of neuropathic pain', Biomedicine & Pharmacotherapy, February 2017, https://www.ncbi.nlm.nih.gov/pubmed/28012923/。二〇一九年的一項研究聲稱，迷迭香的酚類化合物「對發炎和發炎介質有深遠的影響」。Mahboobeh Ghasemzadeh Rahbardar et al., 'Rosmarinic acid attenuates development and existing pain in a rat model of neuropathic pain: An evidence of anti-oxidative and anti-inflammatory effects', *Phytomedicine*, 1 February 2018, https://www.ncbi.nlm.nih.gov/pubmed/29496176/

6 Davide Donelli, Michele Antonelli et al., 'Effects of lavender on anxiety: A systematic review and meta-analysis', *Phytomedicine*, December 2019, https://www.ncbi.nlm.nih.gov/pubmed/31655395/

7 Kathryn Shady, Julie M. Nair and Courtney Crannell, 'Lavender Aromatherapy: Examining the Effects of Lavender Oil Patches on Patients in the Hematology-Oncology Setting', Clinical *Journal of Oncology Nursing*, October 2019, https://www.ncbi.nlm.nih.gov/pubmed/31538981/

8 Kandhasamy Sowndhararajan and Songmun Kim, 'Influence of Fragrances on Human Psychophysiological Activity: With Special Reference to Human Electroencephalographic Response', *Scientia Pharmaceutica*,

2016, https://www.ncbi.nlm.nih.gov/pmc/articles/PMC5198031/

9 Carla Mohr, Cassandra Jensen et al., 'Peppermint Essential Oil for Nausea and Vomiting in Hospitalized Patients: Incorporating Holistic Patient Decision Making Into the Research Design', *Journal of Holistic Nursing*, 27 September 2020, https://pubmed.ncbi.nlm.nih.gov/32985338/

10 Milena Mitic, Adrijana Zrnič et al., 'Clary Sage Essential Oil and Its Effect on Human Mood and Pulse Rate: An in vivo Pilot Study', *Planta Medica*, October 2020, https://pubmed.ncbi.nlm.nih.gov/32688401/

第40週　像朝聖者一樣行走

1 Rebecca Solnit, *Wanderlust: A History of Walking*, London: Granta, 2014.

2 Clare Gogerty, *Beyond the Footpath: Mindful Adventures for Modern Pilgrims*, London: Piatkus, 2019.

3 Nancy Frey, *Pilgrim Stories: On and Off the Road to Santiago*, Berkeley: University of California Press, 1998.

4 同上。

5 Bill Hathaway, 'Where the brain processes spiritual experiences', *Yale News*, 29 May 2018, https://news.yale.edu/2018/05/29/where-brain-processes-spiritual-experiences/

6 Irini Gergianaki, Maria Kampouri et al., 'Assessing spirituality: is there a beneficial role in the management of COPD?', *Primary Care Respiratory Medicine*, 29, article no. 23, 2019, https://www.nature.com/articles/s41533-019-0134-x/

7 Marino A. Bruce and David Martins, 'Church attendance, allostatic load and mortality in middle aged adults', *PLoS One*, 16 May 2017, https://journals.plos.org/plosone/article/comments?id=10.1371/journal.pone.0177618/

8 E. Mohandas, *Neurobiology of Spirituality*, Mens Sana Monographs, 2008, https://www.ncbi.nlm.nih.gov/pmc/articles/PMC3190564/

9 Lisa Mosconi, *The XX Brain: The Groundbreaking Science Empowering Women to Prevent Dementia*, Sydney: Allen & Unwin, 2020.

10 Kate Torgovnick May, 'What we learned from walking in the footsteps of Harriet Tubman', TED, 17 January 2019, https://ideas.ted.com/what-we-learned-from-walking-in-the-footsteps-of-harriet-tubman/

第41週 走到迷路

1 Guy Debord, 'Theory of the Dérive', *Les Lèvres Nues*, 9, November 1956, https://www.cddc.vt.edu/sionline/si/theory.html/

2 Kyle T. Gagnon, Elizabeth A. Cashdan et al., 'Sex Differences in Exploration Behavior and the Relationship to Harm Avoidance', Human Nature, 27, 2016, pp. 82–97, https://link.springer.com/article/10.1007/s12110-015-9248-1/

3 更多關於索爾比教授（Sheryl Sorby），以及她所發展的訓練課程訊息如下：'Spatial skills are building blocks to STEM success', Ohio State University College of Engineering, 29 February 2016, https://engineering.osu.edu/news/2016/02/spatial-skills-are-building-blocks-stem-success/

4 Guy Debord, 'Theory of the Dérive', *Les Lèvres nues*, 9, November 1956, https://www.cddc.vt.edu/sionline/si/theory.html/

第42週 飯後散步

1 G. J. Oettlé, 'Effect of moderate exercise on bowel habit', *Gut*, 32 (8), https://gut.bmj.com/content/32/8/941/

2 Anneke M. De Schryver, Yolande C. Keulemans et al., 'Effects of regular physical activity on defecation pattern in middle-aged patients complaining of chronic constipation', *Scandinavian Journal of Gastroenterology*, April 2005, https://pubmed.ncbi.nlm.nih.gov/16028436/

3 Andrew N. Reynolds, Jim I. Mann et al., 'Advice to walk after meals is more effective for lowering postprandial glycaemia in type 2 diabetes mellitus than advice that does not specify timing: a randomised crossover study', *Diabetologia*, December 2016, https://pubmed.ncbi.nlm.nih.gov/27747394/

4 Marah Aqeel, Anna Forster et al., 'The Effect of Timing of Exercise and Eating on Postprandial Response in Adults: A Systematic Review', *Nutrients*, 15 January 2020, https://pubmed.ncbi.nlm.nih.gov/31952250/

5 S. Park, L. D. Rink and J. P. Wallace, 'Accumulation of physical activity: blood pressure reduction between 10-min walking sessions', Journal of Human Hypertension, July 2008, https://pubmed.ncbi.nlm.nih.gov/18463671/

第43週 結伴一起走

1 Tim Ingold and Jo Lee Vergunst, *Ways of Walking*, Anthropological Studies of Creativity and Perception series, Aldershot: Ashgate, 2008, https://www.academia.edu/42308392/Ways_of_Walking_Tim _Ingold_Jo_Lee_Vergunst/

2 Maria Cohut, 'What are the health benefits of being social?', *Medical News Today*, 23 February 2018, https://www.medicalnewstoday.com/articles/321019#Why-are-we-a-social-species?/

3 Annabel Streets and Susan Saunders, *The Age-Well Project: Easy Ways to a Longer*, Healthier, Happier Life, London: Piatkus, 2019.

4 Maria Elizabeth Loades, Eleanor Chatburn et al., 'Rapid Systematic Review: The Impact of Social Isolation and Loneliness on the Mental Health of Children and Adolescents in the Context of COVID-19', *Journal of the American Academy of Child & Adolescent Psychiatry*, 59 (11), pp. 1218–39, 1 November 2020, https://jaacap. org/article/S0890-8567(20)30337-3/fulltext/

5 Streets and Saunders, *The Age-Well Project*, p. 207.

6 Catherine Meads and Josephine Exley, 'A systematic review of group walking in physically healthy people to promote physical activity', *International Journal of Technology Assessment in Health Care*, 34 (1), 17 January 2018, https://www.cambridge.org/core/journals/international-journal-of-technology-assessment-in-health-care/article/systematic-review-of-group-walking-in-physically-healthy-people-to-promote-physical-activity/3ACF9B10D4A5834A517D37C8B422790A/

7 Tessa M. Pollard, Cornelia Guell and Stephanie Morris, 'Communal therapeutic mobility in group walking: A meta-ethnography', *Social Science and Medicine*, October 2020, https://pubmed.ncbi.nlm.nih.gov/32777672/

8 訪談作者，November 2020。

9 Stephanie Morris, Cornelia Guell and Tessa M. Pollard, 'Group walking as a "lifeline": Understanding the place of outdoor walking groups in women's lives', *Social Science & Medicine*, 238, October 2019, https://www.sciencedirect.com/science/article/abs/pii/S0277953619304824?via%3Dihub/

10 Daniel Lieberman, Exercised: *The Science of Physical Activity*, Rest and Health, London: Penguin, 2020.

11 Melissa R. Marselle, Sara L. Warber and Katherine N. Irvine, 'Growing Resilience through Interaction

with Nature: Can Group Walks in Nature Buffer the Effects of Stressful Life Events on Mental Health?', *International Journal of Environmental Research and Public Health*, 16 (6), https://www.mdpi.com/1660-4601/16/6/986/htm#B158-ijerph-16-00986/

12 Ralf Buckley and Diane Westaway, 'Mental health rescue effects of women's outdoor tourism: A role in COVID-19 recovery', *Annals of Tourism Research*, 85, November 2020, https://www.sciencedirect.com/science/article/pii/S0160738320301857/

13 Drover's Roads, http://www.walkingworld.com/Articles/Pathways/Pathways/Drovers--roads.aspx/

14 Florence Williams, The Nature Fix: *Why Nature Makes Us Happier, Healthier, and More Creative*, New York: W. W. Norton, 2017, p. 167.

第44週 尋找崇高

1 Michelle, N. Shiota et al., 'The faces of positive emotion: prototype displays of awe, amusement, and pride', Annals of the New York Academy of Sciences, 1000, December 2003, pp. 296–9, https://pubmed.ncbi.nlm.nih.gov/14766641/

2 M. Rudd, K. D. Vohs and J. Aaker, 'Awe expands people's perception of time, alters decision making, and enhances well-being', *Psychological Science*, 23, 2012, pp. 1130–36, https://journals.sagepub.com/doi/abs/10.1177/0956797612438731/

3 Paul K. Piff et al., 'Awe, the Small Self, and Prosocial Behavior', *Journal of Personality and Social Psychology*, 108 (6), 2015, pp. 883–99, https://www.apa.org/pubs/journals/releases/psp-pspi0000018.pdf/

4 白血球介素—6水平升高在嚴重的憂鬱症患者血液中十分普遍，因此被稱作「生物自殺指標」。參看 https://pubmed.ncbi.nlm.nih.gov/25451421/

5 Jennifer E. Stellar, Neha John-Henderson et al., 'Positive affect and markers of inflammation: discrete positive emotions predict lower levels of inflammatory cytokines', *Emotion*, April 2015, https://www.ncbi.nlm.nih.gov/pubmed/25603133/

6 Nicholas Weiler, ' “Awe Walks” Boost Emotional Well-Being', University of California San Francisco, 21 September 2020, https://www.ucsf.edu/news/2020/09/418551/awe-walks-boost-emotional-well-being/

7 Craig L. Anderson, Dante D. Dixson et al., 'Are awe-prone people more curious? The relationship between dispositional awe, curiosity, and academic outcomes', *Journal of Personality*, 88 (4), August 2020, pp. 762–79, https://onlinelibrary.wiley.com/doi/10.1111/jopy.12524/

第45週 邊工作邊走路

1 Kayla M. Frodsham, Nicholas R. Randall et al., 'Does type of active workstation matter? A randomized comparison of cognitive and typing performance between rest, cycling, and treadmill active workstations', *PLoS One*, 2020, https://www.ncbi.nlm.nih.gov/pmc/articles/PMC7413476/

2 Elise Labonté-LeMoyne, Radhika Santhanam et al., 'The delayed effect of treadmill desk usage on recall and attention', *Computers in Human Behavior*, 46, May 2015, pp. 1–5, https://www.science direct.com/science/article/pii/S0747563215000102/

3 Gordon Dodwell, Hermann J. Müller and Thomas Töllner, 'Electroencephalographic evidence for improved visual working memory performance during standing and exercise', *British Journal of Psychology*, 12 October

2018, https://bpspsychub.onlinelibrary.wiley.com/doi/full/10.1111/bjop.12352/

4 M. Oppezzo and D. L. Schwartz, 'Give your ideas some legs: The positive effect of walking on creative thinking', *Journal of Experimental Psychology: Learning, Memory, and Cognition*, 40, 2014, https://psycnet.apa.org/record/2014-14435-001/

5 Christian Rominger, Andreas Fink et al., 'Everyday bodily movement is associated with creativity independently from active positive affect: a Bayesian mediation analysis approach', *Scientific Reports*, 2020, https://www.ncbi.nlm.nih.gov/pmc/articles/PMC7371881/

6 Shane O'Mara, *In Praise of Walking: The New Science of How We Walk and Why It's Good for Us*, London: Penguin, 2019.

7 Shu Imaizumi, Ubuka Tagami and Yi Yang, 'Fluid movements enhance creative fluency: A replication of Slepian and Ambady (2012)', *PLoS One*, 30 July 2020, https://pubmed.ncbi.nlm.nih.gov/32730311/

8 Oppezzo and Schwartz, 'Give your ideas some legs'.

第46週 夜間散步

1 訪談作者韋斯特威（Di Westaway），November 2020。

2 Ron Chepesiuk, 'Missing the Dark: Health Effects of Light Pollution', *Environmental Health Perspectives*, 117, February 2009, https://www.researchgate.net/publication/23934484_Missing_the _Dark_Health_Effects_of_Light_Pollution/

3 Eva M. Selhub and Alan C. Logan, *Your Brain on Nature: The Science of Nature's Influence on Your Health, Happiness, and Vitality*, London: Collins, 2014.

4 Rachael Davies, 'Why "star walking" is the outdoor activity we need right now', *National Geographic*, 10 March 2021; American Medical Association Council on Science and Public Health (2012).

5 Heather Buttivant, Rock *Pool: Extraordinary Encounters Between the Tides*, September Publishing, 2019.

6 官方認證的「暗黑地點」可在以下網站找到：https://www.darkskydiscovery.org.uk/dark-sky-discovery-sites/map.html/

第47週 邊走邊跳以強化骨骼

1 International Osteoporosis Foundation, Facts and Statistics, https:// www.iofbonehealth.org/facts-statistics#:~:text=USA%3A%20The %2044%20million%20people,the%20United%20States%20 (241)/。同樣的數字可能適用於歐洲人，但缺乏偏及全歐的骨質密度測量工具，意味著我們沒有完整的數據。

2 Diane Feskanich, Walter Willett and Graham Colditz, 'Walking and leisure-time activity and risk of hip fracture in postmenopausal women', *JAMA*, 13 November 2002, https://jamanetwork.com/journals/jama/fullarticle/195504/

3 J. Eric Strong, 'Effects of Different Jumping Programs on Hip and Spine Bone Mineral Density in Pre-Menopausal Women', Brigham Young University Theses and Dissertations, 2 February 2004, https://scholarsarchive.byu.edu/cgi/viewcontent.cgi?article=1666&context=etd/

4 例如參看 Dimitris Vlachopoulos, Alan R. Barker et al., 'The effect of a high-impact jumping intervention on bone mass, bone stiffness and fitness parameters in adolescent athletes', Archives of Osteoporosis, 17 November 2018, https://www.ncbi.nlm.nih.gov/pmc/articles/PMC6244891/; and Pamela S. Hinton, Peggy Nigh and John Thyfault, 'Effectiveness of resistance training or jumping-exercise to increase bone mineral

density in men with low bone mass: a 12-month randomized, clinical trial', *Bone*, October 2015, https://www.ncbi.nlm.nih.gov/pmc/articles/PMC4503233/

5 R. Nikander, P. Kannus et al., 'Targeted exercises against hip fragility', *Osteoporosis International*, August 2009, pp. 1321–8, https://pubmed.ncbi.nlm.nih.gov/19002370/; 231 'Indeed, studies show … jumpers' Pim Pelikaan, Georgios Giarmatzis et al., 'Ranking of osteogenic potential of physical exercises in postmenopausal women based on femoral neck strains', *PLoS One*, 4 April 2018, https://pubmed.ncbi.nlm.nih.gov/29617448/

6 Claire Chevalier, Silas Kieser et al., 'Warmth Prevents Bone Loss Through the Gut Microbiota', *Cell Metabolism*, October 2020, https://pubmed.ncbi.nlm.nih.gov/32916104/

7 Nanci S. Guest, Trisha A. Van Dusseldorp et al., 'International society of sports nutrition position stand: caffeine and exercise performance', *Journal of the International Society of Sports Nutrition*, 18 (1), 2 January 2021, https://pubmed.ncbi.nlm.nih.gov/33388079/

8 A. Andreoli, M. Celi et al., 'Long-term effect of exercise on bone mineral density and body composition in post-menopausal ex-elite athletes: a retrospective study', European Journal of Clinical Nutrition, January 2012, pp. 69–74, https://pubmed.ncbi.nlm.nih.gov/21673718/

第48週 餓肚子散步

1 Robert M. Edinburgh, Aaron Hengist et al., 'Skipping Breakfast Before Exercise Creates a More Negative 24-hour Energy Balance: A Randomized Controlled Trial in Healthy Physically Active Young Men', Journal of Nutrition, 149 (8), August 2019, pp. 1326–34, https://academic.oup.com/jn/article/149/8/1326/5440571/

2 Edgars Liepinsh, Elina Makarova et al., 'Low-intensity exercise stimulates bioenergetics and increases fat oxidation in mitochondria of blood mononuclear cells from sedentary adults', *Physiological Reports*, June 2020, https://www.ncbi.nlm.nih.gov/pmc/articles/PMC7305243/

3 Pamela M. Peeke, Frank L. Greenway et al., 'Effect of time restricted eating on body weight and fasting glucose in participants with obesity: results of a randomized, controlled, virtual clinical trial', *Nutrition & Diabetes*, 11 (1), 15 January 2021, https://pubmed.ncbi.nlm.nih.gov/33446635/

第49週 倒退走

1 Ben Montgomery, *The Man Who Walked Backward: An American Dreamer's Search for Meaning in the Great Depression*, New York: Little, Brown, 2018.

2 Oluwole O. Awosika, Saira Matthews et al., 'Backward locomotor treadmill training combined with transcutaneous spinal direct current stimulation in stroke: a randomized pilot feasibility and safety study', *Brain Communications*, vol. 2, issue 1, 2020, https://academic.oup.com/braincomms/article/2/1/fcaa045/5823288/

3 Chet R. Whitley and Janet S. Dufek, 'Effects of Backward Walking on Hamstring Flexibility and *Low Back Range of Motion', International Journal of Exercise Science*, 2 (1), 2011, https://digitalcommons.wku.edu/ijes/vol4/iss3/4/

4 Janet Dufek, Anthony House et al., 'Backward Walking: A Possible Active Exercise for Low Back Pain Reduction and Enhanced Function in Athletes', *Journal of Exercise Physiology*, 4 (3), April 2011, https://www.researchgate.net/profile/Janet_Dufek/publication/265923420 _Editor-in-Chief_Backward_Walking_

A_Possible_Active _Exercise_for_Low_Back_Pain_Reduction_and_Enhanced_Function _in_Athletes/links/54b442ef0cf28ebe92e46cbf.pdf/

5 Hyun-Gyu Cha, Tae-Hoon Kim and Myoung-Kwon Kim, 'Therapeutic efficacy of walking backward and forward on a slope in normal adults', *Journal of Physical Therapy Science*, June 2016, https://www.ncbi.nlm.nih.gov/pmc/articles/PMC4932084/

6 Davide Viggiano, Michele Travaglio et al., 'Effect of backward walking on attention: possible application on ADHD', *Translational Medicine @UniSa*, 19 December 2014, https://pubmed.ncbi.nlm.nih.gov/25674550/

7 'Using Failures, Movement & Balance to Learn Faster', Huberman Lab Podcast #7, https://www.youtube.com/watch?v=hx3U64IXFOY/

第50週　常綠林步行（以求一夜好眠）

1 Mary Wollstonecraft, *Letters Written During a Short Residence in Sweden, Norway, and Denmark*, 1796.

2 Peter Wohlleben, *The Hidden Life of Trees*, William Collins, 2016.

3 Sadao Yamaoka, Teruyo Tomita et al., 'Effects of Plant-derived Odors on Sleep–Wakefulness and Circadian Rhythmicity in Rats', Chemical Senses, 30 (supplement 1), January 2005, pp. 1264–5, https://academic.oup.com/chemse/article/30/suppl_1/i264/270416/

4 Hyeyun Kim, Yong Won Lee et al., 'An Exploratory Study on the Effects of Forest Therapy on Sleep Quality in Patients with Gastrointestinal Tract Cancers', *International Journal of Environmental Research and Public Health*, July 2019, https://www.ncbi.nlm.nih.gov/pmc/articles/PMC6678486/

5 Emi Morita, Makato Imai et al., 'A before and after comparison of the effects of forest walking on the sleep of a community-based sample of people with sleep complaints', *BioPsychoSocial Medicine*, 2011, https://www.ncbi.nlm.nih.gov/pmc/articles/PMC3216244/

6 Qing Li, *Shinrin-Yoku: The Art and Science of Forest Bathing*, London: Penguin, 2018.

7 J. Lee, K. S. Cho et al., 'Characteristics and distribution of terpenes in South Korean forests', *Journal of Ecology and Environment*, 41, May 2017, https://link.springer.com/article/10.1186/s41610-017-0038-z#citeas/

8 Liisa Anderse, Sus Sola Corazon et al., 'Nature Exposure and Its Effects on Immune System Functioning: A Systematic Review', *International Journal of Environmental Research and Public Health*, February 2021, https://www.mdpi.com/1660-4601/18/4/1416/htm/

第51週　走路冥想

1 Pamela van der Riet, Tracy Levett-Jones and Catherine Aquino- Russell, 'The effectiveness of mindfulness meditation for nurses and nursing students: An integrated literature review', *Nurse Education Today*, 65, June 2018, pp. 201–11, https://www.sciencedirect.com/science/article/abs/pii/S0260691718301436?via%3Dihub/

2 Sabrina Venditti, Loredana Verdone et al., 'Molecules of Silence: Effects of Meditation on Gene Expression and Epigenetics', Frontiers in Psychology, 2020, https://www.ncbi.nlm.nih.gov/pmc/articles/PMC7431950/

3 Britta K. Hölzel, James Carmody et al., 'Mindfulness practice leads to increases in regional brain gray matter density', *Psychiatry Research: Neuroimaging*, 191 (1), 30 January 2011, pp. 36–43, https://www.sciencedirect.com/science/article/abs/pii/S092549271000288X?via%3Dihub/

4 'Welcome to the Lazar Lab', https://scholar.harvard.edu/sara_lazar/home and Sue McGreevey, 'Eight weeks

to a better brain', *Harvard Gazette*, 21 January 2011, https://news.harvard.edu/gazette/story/2011/01/eight-weeks-to-a-better-brain/

5 Susaree Prakinkit, Siriluck Suppapitiporn et al., 'Effects of Buddhism Walking Meditation on Depression, Functional Fitness, and Endothelium-Dependent Vasodilation in Depressed Elderly', *Journal of Alternative and Complementary Medicine*, 20 (5), 7 May 2014, https://www.liebertpub.com/doi/abs/10.1089/acm.2013.0205/

6 Apsornsawan Chatutain, Jindarut Pattana et al., 'Walking meditation promotes ankle proprioception and balance performance among elderly women', *Journal of Bodywork and Movement Therapies*, 24 October 2018, https://www.bodyworkmovementtherapies.com/article/S1360-8592(18)30451-0/fulltext/

7 Sylvia Boorstein, *Don't Just Do Something*, Sit There, London: HarperCollins, 1996, p. 65.

8 Thich Nhat Hanh, 'Walk Like a Buddha', Tricycle, summer 2011, https://tricycle.org/magazine/walk-buddha/

第52週 深度步行與尋找碎形

1 Tony Hiss, In Motion: *The Experience of Travel*, New York: Knopf, 2010.

2 Julian Smith, Conor Rowland et al., 'Relaxing Floors: Fractal Fluency in the Built Environment', *Nonlinear Dynamics, Psychology and Life Sciences*, January 2020, https://pubmed.ncbi.nlm.nih.gov/31855554/

3 R. P. Taylor, 'Reduction of Physiological Stress Using Fractal Art and Architecture', 39 (3), *Leonardo*, 1 June 2006, pp. 245–51, https://direct.mit.edu/leon/article/39/3/245/44931/Reduction-of-Physiological-Stress-Using-Fractal/

4 Kelly E. Robles, Nicole A. Liaw et al., 'A shared fractal aesthetic across development', *Humanities and Social Sciences Communications*, 7, article no. 158, 2020, https://www.nature.com/articles/s41599-020-00648-y/

5 For more on fractals, see Florence Williams, *The Nature Fix: Why Nature Makes Us Happier, Healthier, and More Creative*, New York: W. W. Norton, 2017.

6 Hiss, In Motion.

國家圖書館出版品預行編目 (CIP) 資料

52 種走路的方式 / 安娜貝爾 . 斯特里茲 (Annabel Streets) 著 ;
林金源譯 . -- 初版 . -- 臺北市 : 遠流出版事業股份有限公司 ,
2025.03
面 ; 公分
譯自 : 52 ways to walk
ISBN 978-626-418-062-7(平裝)

1.CST: 健行 2.CST: 運動健康

411.712 113018855

52 種走路的方式

52 Ways to Walk

作　　者／安娜貝爾・斯特里茲（Annabel Streets）
譯　　者／林金源
副總編輯／李嘉琪
封面設計／莊謹銘
內文排版／陳佩君
特約企劃／林芳如

發行人／王榮文
出版發行／遠流出版事業股份有限公司
104005 台北市中山北路一段 11 號 13 樓
客服電話／ (02)2571-0297　傳真／ (02)2571-0197
郵撥／ 0189456-1
著作權顧問／蕭雄淋律師

2025 年 3 月 1 日　初版一刷
售價新台幣 450 元（缺頁或破損的書，請寄回更換）
ISBN 978-626-418-0627
有著作權・侵害必究　Printed in Taiwan

YLib 遠流博識網
http://www.ylib.com
e-mail:ylib@ylib.com

---

52 WAYS TO WALK: The Surprising Science of Walking for Wellness and Joy, One Week at a Time by Annabel Abbs
Copyright © 2022 Annabel Streets
Illustrations created by Alexis Seabrook, illustrations copyright © Annabel Streets 2022
Published by arrangement with Rachel Mills Literary Ltd. through Andrew Nurnberg Associates International Limited.
Traditional Chinese translation copyright © 2025 by Yuan-Liou Publishing Co., Ltd.
All rights reserved.